Dr. med. Susanne Esche-Belke
Dr. med. Suzann Kirschner-Brouns
RE-POWER

Weiterer Titel der Autorinnen:

Midlife-Care: Wie wir die Lebensmitte meistern
und die Kraft unserer Hormone nutzen

Dr. med. Susanne Esche-Belke
Dr. med. Suzann Kirschner-Brouns

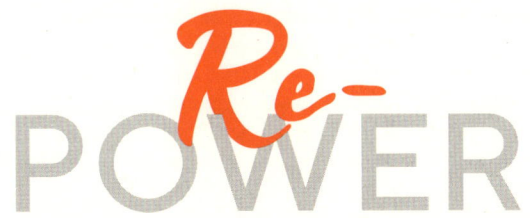

Re-POWER

Gesund, schlank und glücklich
mit Hilfe unserer wichtigsten Organe

Mit 28 Tage Programm

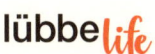

Dieser Titel ist auch als E-Book erschienen.

Originalausgabe

Copyright © 2021 by Bastei Lübbe AG, Köln
Illustrationen Innenteil: Mira Schmidt, Köln
Yoga-Posen: © Babkina Svetlana / shutterstock
Umschlaggestaltung: ZERO Werbeagentur, München
unter Verwendung von Illustrationen von © Lichtpix Fotografie:
Xandra Herdieckerhoff | © shutterstock.com: Romanova Ekaterina
Layout und Satz: fuxbux, Berlin
Gesetzt aus der Dolly Pro und der TT Norms
Druck und Einband: GGP Media GmbH, Pößneck

Printed in Germany
ISBN 978-3-431-07027-9

1   3   5   4   2

Sie finden uns im Internet unter luebbe-life.de
Bitte beachten Sie auch: lesejury.de

INHALT

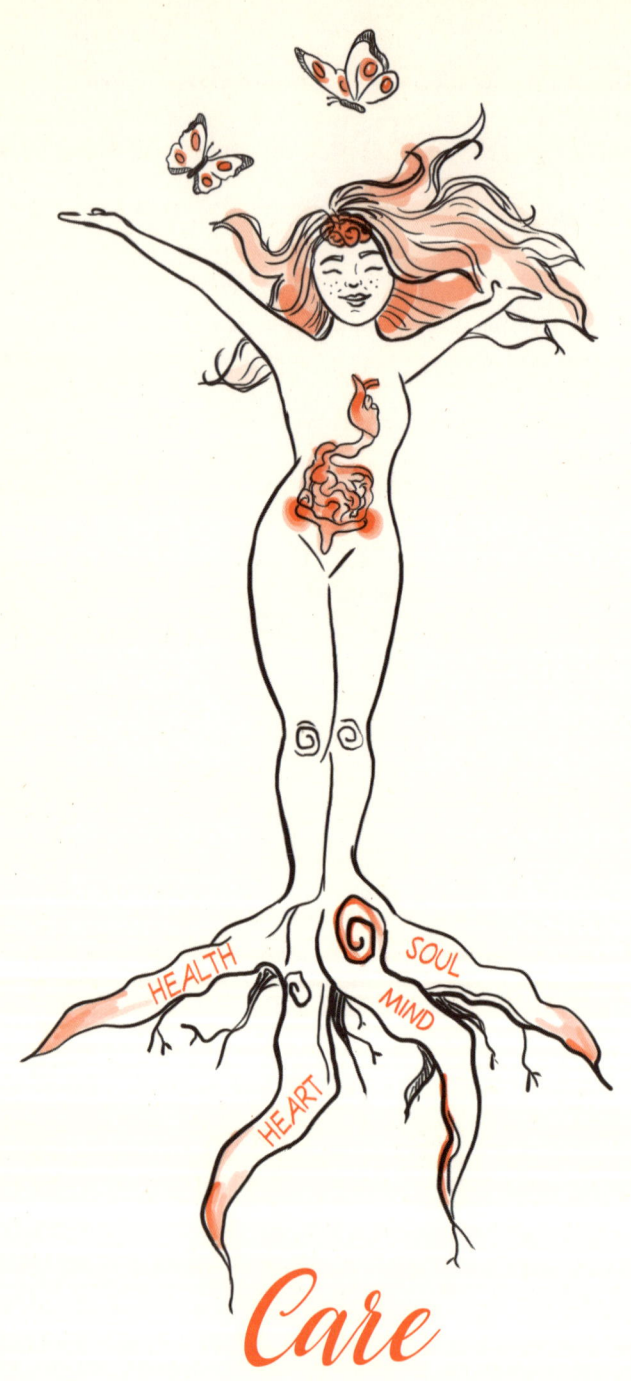

HEALTH

SOUL

MIND

HEART

Care

VORWORT

Wir begrüßen Sie zu **Re-Power.**

Alle wollen etwas für ihre Gesundheit tun, aber wo anfangen?

Wir zeigen Ihnen, wie Sie die neuesten Erkenntnisse aus allen Wissenschaften, die sich mit unserem Körper und unserer Seele beschäftigen, für sich entdecken und ganz individuell für sich umsetzen können.

Man muss nichts machen, kann aber von den aktuellen Trends und Klassikern profitieren und (wieder) richtig Spaß an einem gesunden Lifestyle haben.

Dieses Buch ist:
- für Gesundheit, Anti-Aging und Beauty
- wie ein guter Blog
- luftig mit viel Freiheit und Platz
- Immunsystem und Nerven stärkend
- zum Gewichtverlieren
- motivierend und macht gute Laune

In **Re-Power** ist auch unsere Haltung von LESS – Doctors for balance, unserer Plattform für eine ausgeglichene Medizin: Aus weniger mehr machen; alles ist/kommt in Ordnung, wenn das Leben nicht so hochgeschraubt ist; man darf wieder Zeit verwenden für einfache, schöne Dinge des Lebens wie zusammen kochen, Zeit miteinander verbringen, mehr Aufmerksamkeit für seinen Körper, Muße für Pausen haben, damit die Seele baumeln kann und darüber das Immunsystem gestärkt bleibt.

Unsere Leidenschaft und unser Wissen als Ärztinnen, Freundinnen und Frauen haben wir mit viel Herz für Sie in **Re-Power** einfließen lassen.

Wir wünschen Ihnen viel Freude,
Susanne Esche-Belke & Suzann Kirschner-Brouns

EINLEITUNG

I n *Midlife-Care* haben wir uns ausführlich mit den Hormonen beschäftigt. Wir haben die weiblichen Geschlechtshormone Östrogen, Progesteron, unser männliches Hormon Testosteron, die Schilddrüsen- und Nebennierenrindenhormone, Hunger- und Sättigungshormone sowie auch die im Gehirn gebildeten Glückshormone sehr genau beschrieben. Wofür sind sie verantwortlich, welche Symptome werden durch einen Mangel oder auch einen Überschuss verursacht, und wie kann man diese Imbalancen ausgleichen? Nun wollen wir noch einen Schritt weitergehen:

Wir begrüßen Sie zum 80/20-Re-Power-Programm!

In Re-Power geht es um das Auffüllen der Reserven und die Stärkung des Immunsystems. Wir betrachten nicht nur die Hormone, sondern das gesamte System. Dabei bleiben wir unserer Maxime treu: Alles hängt mit allem zusammen.

Warum 80/20? Weil wir tatsächlich zu 80 Prozent unsere Gesundheit selber beeinflussen können. Nur 20 Prozent sind den Genen geschuldet und damit Schicksal. Das soll weder Allmachtsfantasien beflügeln noch in Selbstoptimierungsstress ausarten. 80/20 zeigt uns aber die Chancen für ein gesundes, langes Leben – und die sind gigantisch.

Wir helfen Ihnen, die Kontrolle über Ihre Gesundheit zurückzuerlangen, unterdrückte Gefühle anzuschauen und rauszulassen, Kraft aus positiven Emotionen zu schöpfen, soziale Unterstützung anzunehmen und einen wichtigen Grund zu haben, warum man auf dieser Erde ist.

Wir zeigen, mit welchen kleinen Geheimnissen und Insidertipps sich im Körper und im Geist so enorm viel bewegen lässt. Wir stellen Ihnen die winzigsten Bausteine mit der größten Power im Körper vor. Dazu gehören u. a. Vitamine, Proteine, Darmbakterien, Spurenelemente und unsere Erbinformationen in den Zellkernen. Darüber hinaus werden wir Sie auf den aktuellen Wissensstand bringen, wie Sie Ihren Körper verjüngen, den ewigen Kampf gegen die Kilos gewinnen und sich über ein fokussiertes, klares Denken freuen können. Dass die Hormone dabei wieder eine Hauptrolle übernehmen, wird Sie nicht verwundern, insbesondere wenn Sie *Midlife-Care* gelesen haben. Sie werden auf den aktuellen Wissensstand über Zellerneuerung, Immunstärkung, Langlebigkeit und Gehirnfitness gebracht. Die hier für Sie zusammengestellten Tipps, Rezepte, Anregungen, Übungen und »nudges« (Stupser, Anstoßer) gehören zu den 80 Prozent, mit denen Sie den Bauplan Ihrer Gene mitbestimmen können.

Alle Tipps sind alltagserprobt und ganz einfach umzusetzen. Sie haben dieses Buch gekauft, um Energie und Power zurückzubekommen, wir zeigen Ihnen, wie.

Wir laden Sie herzlich ein, sich mit Ihrem Körper und Ihrer Seele zu beschäftigen und dabei noch Spaß zu haben. Sind Sie bereit für Ihre Wünsche?

Wir versprechen in diesem Buch keine Zehn-Kilo-in-zwei-

Wochen-Diät, denn – seien wir ehrlich: Von frustrierenden, langweiligen und vor allem nicht funktionierenden Versprechungen haben wir doch schon lange die Nase voll. Jetzt geht es ans Ausmisten und um sinnvolles Auffüllen.

Alle Menschen möchten gesünder leben und lange jung bleiben. Die meisten fragen sich allerdings, wie das funktionieren soll. Wo anfangen? Welche der zahlreichen Möglichkeiten, die es gibt, sind für mich richtig? Das Angebot ist unüberschaubar, die Versprechungen sind groß.

Leider ist die Motivation großer Vorhaben oft schneller verflogen, als das Geld für ein neues Wundermittel vom Konto abgebucht wurde. Und ausschließlich mit Willensstärke ist es uns auch leider meistens nicht vergönnt, die hochgesteckten Ziele zu erreichen. Wissen, das motiviert, hilft da ungemein. Erst wenn wir verstehen, warum wir das eine weglassen und das andere hinzufügen sollten, machen Verzicht und Anstrengung Sinn. Sonst kann uns beides einmal den Buckel runterrutschen.

Verstehen verhilft zu selbstständigen Entscheidungen. Die Belohnung sind immer auch ein größeres Selbstbewusstsein und das Vertrauen, Vorhaben auch wirklich umsetzen zu können.

In **Re-Power** geht es nicht darum, Ihren kompletten Tag mit Ratschlägen und Anweisungen vollzustopfen. Nein, auch werden wir Ihnen keinen minutiös getakteten universellen Erfolgsplan überstülpen, an dem Sie sich die nächsten Wochen und Monate zu halten haben. Was Sie stattdessen mit diesem Buch bekommen, sind wissenschaftliche brandaktuelle Erkenntnisse und gesundheitsfördernde, langjährig erprobte praktische Tipps. Darüber hinaus möchten wir Sie einladen, sich zu fragen, was Sie motiviert, wie Sie sich selbst einschätzen und was Ihre innere Landkarte, die Sie durch das Leben navigiert, ausmacht, s. u.

Sie finden Vorschläge, Tipps und Erkenntnisse aus den verschiedenen Wissenschaften der Medizin. Sie entscheiden, welche hilfreich sind und wovon Sie in Ihrem Alltag profitieren können. Ob es der Drei-Minuten-Atemraum ist, bestimmte Nahrungsmittel, Bewegungsübungen oder eine Meditation.

Wie funktioniert Re-Power?

Wir nehmen die Themen aus Midlife-Care auf: Darm, Schilddrüse, Nebennieren und Geschlechtshormone Östrogen und Progesteron, und erweitern sie um den LESS- und den Re-Power-Gedanken. Natürlich kommt dabei auch das Für-sich-Sorgen (Care) nicht zu kurz.

Wir zeigen, wie man mit Rezepten, zu Hause durchzuführenden Maßnahmen und kleinen Gewohnheitsveränderungen wieder in Balance kommt, Immunsystem und Nerven stärkt sowie Gewicht abnimmt.

Wir zeigen, was schadet und weggelassen werden sollte oder kann (LESS = weniger) und was fehlt bzw. aufgefüllt werden sollte (Re-Power). Wir haben für jedes Organ und Organsystem die besten Achtsamkeitsübungen und die wichtigsten Fragen zur Selbstfürsorge (Care) zusammengestellt.

Alle Kapitel sind aufeinander abgestimmt, unsere Empfehlungen können aber auch jede für sich als Body-Mind-Kur ausprobiert werden. Sie können die einzelnen Kapitel aufeinander aufbauend benutzen oder gleich zu Ihrem Organ beziehungsweise Thema springen, wenn es erforderlich ist. Steht zum Beispiel die Schilddrüse aktuell ganz oben auf Ihrer Liste, dann beginnen Sie mit dem Kapitel Heart-Care und kümmern sich später um Darm- und Hormonbalance.

Wer intensiver in diese faszinierenden Themen eintauchen möchte, findet in der Mitte des Buches ein 28-Tage-Programm.

Wir nennen das, was wegkann oder -sollte, LESS. Ja, wir geben Ihnen den Rat, etwas wegzunehmen im Sinne von weniger ist mehr. Das bedeutet keine Dos and Don'ts, sondern mehr Aufmerksamkeit für die wirklich wichtigen Dinge.

Weniger Zucker, Weizen, Alkohol und Kilos auf der Waage, weniger Stress, weniger *Silent Inflammation* (stille Entzündungen), tierisches Protein, Hormonimbalance, aber auch weniger Normen, Selbstzweifel und Vorstellungen, die einem nicht (mehr) entsprechen. Weniger Energievergeudung, mehr Konzentration. Denn wenn Frauen sich von Selbstzweifeln, Selbstkasteiung und den übermäßigen Ansprüchen an sich selbst lösen, entsteht ganz viel Raum für Neues oder auch lange Vergessenes.

In diesem Sinne ist LESS gleichzeitig mehr Gesundheit, Schönheit, Longevity, Freude, Leichtigkeit, Zuversicht und Selbstvertrauen.

Bei dem Wunsch, wieder in seine Kraft zu kommen, hatten wir ein Bild vor Augen von dem, was wir für Sie zusammenstellen möchten. Da wir den englischen Ausdruck »to care about someone« (sich um jemanden kümmern) so sehr mögen, verwenden wir diese Idee. So wie wir uns als Frauen um unsere Lieben kümmern, so mögen wir das Bild, dass jede Frau sich um sich selbst kümmert. Gut zu sich ist, liebevoll, achtsam, aufmerksam. In sich hineinhorcht: Was fehlt mir gerade, wovon stopfe ich zu viel in mich hinein, was gibt mir Luft, wenn ich in meinem Körper und mit meinem Leben aufräume, was brauche ich stattdessen, was muss ich auffüllen?

Das Weglassen und das Auffüllen ziehen sich durch das

ganze Buch, das verbindet die Kapitel. Mehr noch: Jedes Kapitel baut auf dem anderen auf.

Zuerst lässt man in Kapitel 1 *Health-Care: Power für das Immunsystem über den Darm* den Alkohol und die Nahrungsmittel weg, die einem nicht guttun. Dann konzentriert man sich u. a. auf Ballaststoffe und fermentierte Lebensmittel, Intervallfasten. Und betreibt Care für Darm und Seele mit positiven Affirmationen, dem Einrichten eines Lieblingsortes und vieles mehr.

Das behält man dann auch weiter bei, wenn man zum nächsten Kapitel kommt. In Kapitel 2 *Heart-Care: Wie wir über die Schilddrüse unser Herz stärken* verzichtet man auf Weizen und caseinhaltige Lebensmittel (Milchprodukte) und füllt Spurenelemente auf. Mit kalter Thermogenese, Bewegung und viel Selbstliebe befindet man sich dann schon auf Power-Level 2.

Weiter geht es in Kapitel 3 *Mind-Care: Wie wir über den Vagusnerv und die Nebennieren unser Stressniveau senken und die Gehirnleistung stärken* damit, den Zucker wegzulassen und das Immunsystem mit antientzündlichen sowie spermidinreichen Lebensmitteln und Adaptogenen zu stärken. Viel und guter Schlaf zusammen mit den drei A's (Atmen, Asanas und Aufmerksamkeit) und regelmäßigen Pausen sorgen für Balance.

Im letzten Kapitel, Kapitel 4 *Soul-Care – gesünder, jünger und mit Wohlfühlgewicht die Hormone balancieren und die Seele stärken*, zeigen wir Ihnen, wie man in den Flow kommt durch LESS tierisches Protein, weniger Gewicht, aber dafür mit Tryptophan für die gute Laune, Glücks-Smoothie und Metta-Meditation.

Bei allem sind Sie wie gesagt frei zu wählen, denn Sie sind schließlich die Architektin Ihres Lebens. Wenn Sie sich brennend für die Schilddrüse interessieren, fangen Sie statt mit Kapitel 1 mit Kapitel 2 an, wenn die Hormone gerade besonders verrücktspielen, vielleicht sogar mit dem letzten Kapitel.

Wenn Sie sich also (zunächst) nur auf ein Organ konzentrieren möchten wie z. B. die Nebennieren stärken und erst nach ein paar Wochen sich der Schilddrüse widmen, dann ist das völlig in Ordnung. Optimal wäre es natürlich, wenn das gesamte System einer Wiederauffrischung unterzogen würde. Dann würde sich jede Woche eine oder mehrere kleinere Verhaltensweisen ändern. Nach vier Wochen hätten Sie einen Blumenstrauß an kleinen Änderungen, die alle zusammen Großes bewirken. Wenn Sie alle Organsysteme nacheinander ins Lot gebracht haben, ist Ihr gesamtes Body-Mind-System wieder gestärkt.

Sie werden dann bald merken, dass es Ihnen besser geht – mental und körperlich. Blähungen verschwinden, der Kopf fühlt sich klarer an, Sie sind ausgeglichener, weniger gestresst etc. Nach dieser Lektüre entscheiden Sie selbst, welche Veränderung zu Ihrer Lebensform passt und Sie weiterführen möchten.

Vielleicht zeigt sich der eine oder andere Saboteur, der Sie schon zu lange von Ihren Zielen abhält. Denn auch das ist uns wichtig: Nicht das angestrebte Ergebnis ist entscheidend. Die meisten Menschen sind so sehr auf ihr Ziel fokussiert, dass sich schnell ein Jo-Jo-Effekt in jeder Hinsicht einschleicht. Ist die Ziellinie erreicht, lässt man los. Marathonläufer sind in der Regel maximal erschöpft, wenn sie am Ziel ankommen. Sie hecheln, haben Wadenkrämpfe und müssen endlos schlafen oder einen Riesenteller Pasta essen. Andere belohnen sich, nachdem sie zehn Kilo abgenommen haben, endlich mit dem Stück Torte, auf das sie die ganze Zeit verzichtet haben. Das kann nicht der Sinn sein.

Wichtiger als das Ziel ist darum die Einstellung, mit der ich mich selbst betrachte. Im besten Falle liebevoll. Was für ein Mensch möchte ich sein: großzügig, diszipliniert, gemütlich, herzlich, stringent usw.? Welche Versprechungen, die ich mir selbst gebe, sind so wichtig, dass ich alles daransetze, diese auch einzuhalten? Erfülle ich das Bild, das ich von mir selbst haben möchte, nur für die anderen? Wie sehr stehe ich für meine eigenen Interessen ein? Welche Unterstützung brauche ich? Kann ich um Hilfe bitten oder halte ich dies für eine Schwäche?

Wir möchten Sie darin bestärken, mit Elan, Mut und Freude zu dem Menschen zu werden, der Sie sein möchten bzw. in Ihrem tiefsten Inneren sind. Das ist im eigentlichen Sinne kein Ziel, sondern eine Lebensaufgabe, die durch viele kleine Entscheidungen und Schritte immer wieder korrigiert wird und dadurch realisiert.

Was wir tun, formt uns, unseren Charakter und auch wie wir durch das Leben gehen. Wir möchten es als *Lebensqualität* bezeichnen.

Um geradeaus weitergehen zu wollen – oder auch den Umweg zu nehmen, wenn dieser gerade wichtig ist –, müssen mitunter alte Glaubenssätze über Bord geworfen werden. Bin ich wirklich der Überzeugung, dass man das, was man angefangen hat, zu Ende bringen muss, oder ist das vielleicht die Einstellung, die man mir als Kind beigebracht hat?

Wir kommen nicht umhin, uns ab einem gewissen Alter (und in dem sind wir jetzt) die Frage zu stellen, wer und was uns formt. Bin ich sowohl innerlich als auch äußerlich der Mensch, mit dem ich im Einklang lebe, oder bin ich die Projektionsfläche von anderen?

Auch diese Fragen stellen wir Ihnen in Re-Power im Rahmen des Care-Gedankens.

Fangen wir gleich an!

Die goldene Stunde

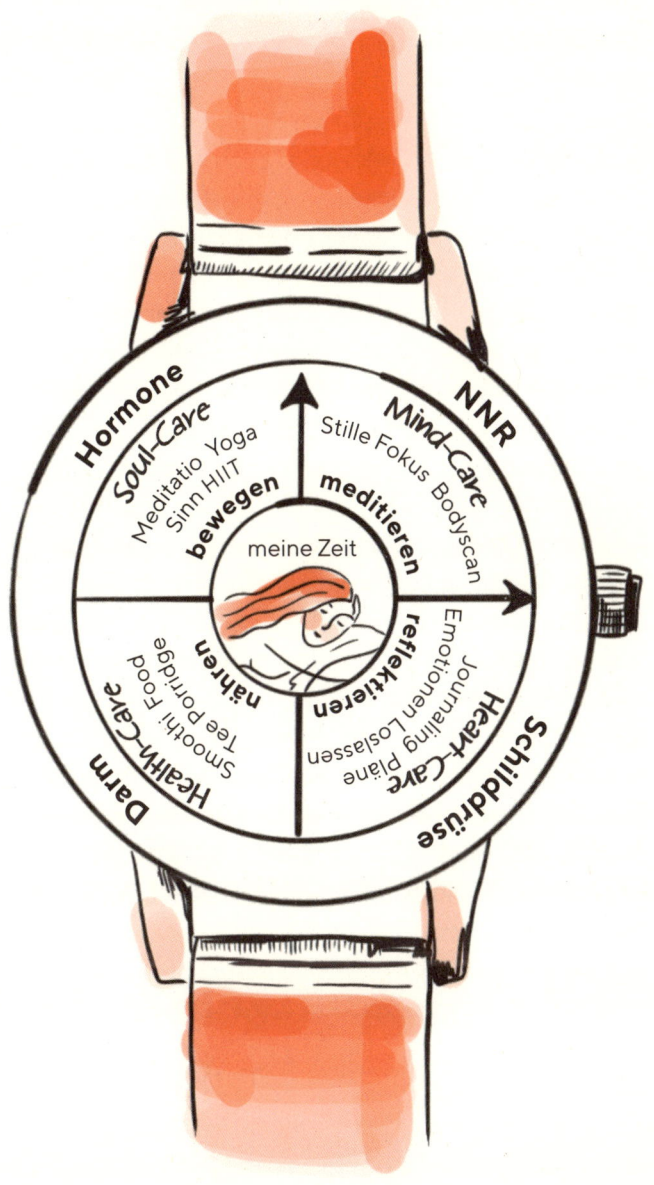

Morgenroutine –
die goldene Stunde

Wie man seinen Tag beginnt, hat einen ganz erheblichen Einfluss darauf, wie sich dieser entwickelt. Ist man morgens entspannt, nimmt man die Gelassenheit mit in den Tag. Geht es früh zu Hause schon hektisch zu, dann ist man unkonzentrierter, nervöser und fahriger. Hat man sich von seinem Partner liebevoll verabschieden können und vielleicht von ihm noch einen schönen Wunsch mit auf den Weg bekommen, wird man strahlend im Büro ankommen. Hat man sich morgens schon gestritten, werden die Mundwinkel eher nach unten zeigen.

Werden wir selbst zur Architektin vieler schöner, harmonischer, ausgeglichener Tage. Denn so, wie wir selbst jeden einzelnen Tag entwerfen, so gestaltet sich auch das Leben.

Wir möchten Sie motivieren, sich morgens eine achtsame, emotionale Routine anzugewöhnen. Die Idee besteht darin, eine Stunde früher aufzustehen. Diese Stunde wird in viermal 15 Minuten eingeteilt. In jeder Einheit wendet man sich einem Kerngedanken zu. Der Sinn besteht darin, eine Beziehung zu sich selbst zu entwickeln und diese zu vertiefen. Man erinnert sich wieder daran, wer man ist, oder hat den Raum und die Muße, eine Vorstellung von dem, der man sein möchte, zu entwickeln. Warum morgens? Es ist die Zeit, bevor die Hektik des Tages einen von sich selbst entfernt und man in den Autopilot-Modus geht. Es ist die Zeit der Stille, die Vögel erwachen, aber die Stadt schläft noch.

Wir nennen diese Stunde *die Zeit der Reflexion.*

UNSER BEISPIEL
FÜR DIE GOLDENE STUNDE

Heart-Care: 15 Minuten für das Journaling zum Reflektieren
der eigenen Emotionen (Loslassen, Reflektieren)

Mind-Care: 15 Minuten zum Meditieren
(Gedanken fokussieren)

Soul-Care: 15 Minuten für Yoga/Bewegung
(Schwingen, nach vorne gehen)

Health-Care: 15 Minuten für die Zubereitung
eines Smoothies/Frühstücks (Nähren)

Wer das morgens nicht machen will, der kann seine goldene
Stunde in den Abend verlegen oder aufteilen, zum Beispiel
30 Minuten zu Beginn des Tages und eine halbe Stunde am Ende.

Es ist verführerisch, so eine ruhige Stunde nur für sich selbst
in den sozialen Netzwerken zu verbringen. Verzichten Sie darauf. Sich auf den Social-Media-Kanälen zu verlieren hat Auswirkungen auf den ganzen Tag, und Ihre goldene Stunde ist viel zu
wertvoll, als sie für diesen schnellen Glückskick zu vergeuden.
Mehr darüber unter Dopaminfasten auf Seite 231.

Journaling – Morgenseiten
Für die morgendliche Quality-Time eignet sich hervorragend
ein Journaling. Kaufen Sie sich eine schöne Kladde, in die Sie
unseren Vordruck eintragen oder einkleben und täglich ausfül-
len.

Das Journaling strukturiert Ihren Tag.

Zwei Seiten bilden einen Tag ab.

Meditation für morgens

Mein Fokus für den Tag:

_____

_____

Affirmation für den Tag:

_____

_____

Mir geht es heute ...

_____

_____

Darauf freue ich mich:

_____

_____

Dafür möchte ich heute dankbar sein:

_____

_____

Reflexion für abends

Schöne Dinge/Erlebnisse heute:

_____

_____

_____

So habe ich mich gefühlt:

— glücklich	— unglücklich
— zufrieden	— unzufrieden
— stolz	— mutlos
— verbunden	— einsam
— liebevoll	— hart
— geliebt	— ungeliebt
— ausbalanciert	— nervös
— entspannt	— gestresst
— kreativ	— gelangweilt
— aufgeregt	— wütend
— hoffnungsvoll	— ängstlich
— freudig	— traurig

Mit diesem schönen Gedanken schlafe ich ein:

_____

_____

Es ist besonders stärkend, wenn man damit am frühen Morgen beginnt, bevor die Hektik des Tages wieder dazu beiträgt, dass man sich von sich selbst entfernt und in den Autopilotmodus geht. Stattdessen baut man durch ein morgendliches Journaling eine besonders starke Verbindung zu den eigenen Herz-Emotionen auf.

Halten Sie als Erstes alles Negative in Ihrem Journaling fest (ärgerliche, wütende Gedanken, Sorgen, Probleme, eine toxische Beziehung zu einem Familienmitglied, einer Freundin, Arbeitskollegen usw.). Nehmen Sie die negative Energie bewusst wahr, und verabschieden Sie sich von ihr. Allein das Bewusstmachen und Aufschreiben kann hier schon eine Entlastung bewirken. Ein kleines Ritual wie das Anzünden einer Kerze oder das Aufschreiben des wichtigsten negativen Gedankens auf einen Extrazettel, den man dann verbrennt oder zerknüllt und wegschmeißt, hilft auch, diese Gefühle zu besänftigen.

Lenken Sie dann Ihre Aufmerksamkeit auf die Fülle in Ihrem Leben und nicht auf das, von dem Sie glauben, dass es fehlt und Sie traurig macht. Dankbarkeit eignet sich dafür hervorragend. Schreiben Sie alles auf, wofür Sie dankbar sind, dadurch kultivieren Sie die Dankbarkeit. Diese wird Sie in einen anderen Grundmodus versetzen und durch den Tag tragen.

Wir empfehlen, ein bis zwei kraftvolle Affirmationen einzutragen und diese dreimal hintereinander laut aufzusagen.

KRAFTVOLLE AFFIRMATIONEN

- Alles wird heute gut.
- Das Leben meint es gut mit mir.
- Alles, was heute passiert, geschieht für mich, nicht gegen mich.

- Ich genieße mein Leben heute in vollen Zügen.
- Ich bleibe heute in meiner Balance.
- Ich bin gut genug.

Schreiben Sie zusätzlich Ihre Absichten und Vorhaben auf. Das kann ein Kinobesuch am Abend sein, auf den Sie sich freuen, oder ein Gespräch mit einer Freundin, das klärend ist oder freudig und Ihnen Kraft gibt.

Wenn Sie jeden Morgen eine halbe oder eine Stunde in sich selbst investieren bzw. um sich kümmern, kann das Ihre Lebensausrichtung komplett verändern. Statt abends hundemüde vor dem iPad einzuschlafen, gehen Sie jetzt angenehm erschöpft, aber klaren Geistes ins Bett.

Journaling ist ein kraftvolles Morgenritual. Es hilft wie gesagt dabei, die Verbindung zum Herzen im Sinne der Heart-Care zu schulen und in Kontakt mit seinen Emotionen zu treten. Emotionale Balance ist ein Grundpfeiler für physische Heilung.

Dadurch wappnen und stärken Sie sich für den Tag. Wenn man die tägliche Routine über mehrere Wochen durchführt, findet im Gehirn der Prozess der Prägung statt. Nervenverschaltungen, die immer wieder in gleicher Weise benötigt und benutzt werden, springen dann schneller an und feuern schneller. Man kommt sozusagen auf Spur.

Aber Journaling tut nicht nur morgens gut. Auch abends, um den Tag zu einem Ende zu bringen, ist der Effekt enorm. Daher möchten wir auch gleich die Abendseiten mit erklären:

Journaling – Abendseiten
Nehmen Sie sich zum Abschluss des Tages auch am Abend ein paar Minuten Zeit, um den Tag Revue passieren zu lassen. Der

Fokus sollte wieder auf den schönen Ereignissen liegen: Wofür sind Sie dankbar, was hat super geklappt, was ging leichter von der Hand, als Sie erwartet hatten: Dadurch reflektieren Sie den Tag.

Konzentrieren Sie sich beim Einschlafen auf die positiven, schönen Gedanken. Oder auch: »Mit welchem positiven Gedanken möchte ich heute einschlafen?«

Sie werden sehen, dass sich nach ein paar Wochen das Mindset geändert hat. Medizinischer Hintergrund: Wenn ich meinem Gehirn jeden Abend einen positiven Gedanken anbiete, verbessert dies nach ein paar Wochen mein Schlafverhalten und meine Schlaftiefe. Der Schlaf wird erholsamer, und ich wache morgens entspannter auf.

Weniger Gewicht

Natürlich geben wir unsere Erfahrung im Umgang mit dem Thema Gewicht weiter. Wir empfehlen keine triste Nahrungsrestriktion, die schon ab dem ersten Tag der vermeintlichen Diät nichts als Frust heraufbeschwört.

In unserem Programm geht es nicht nur um Kilos, sondern darum, wie man die neuesten wissenschaftlichen Erkenntnisse für ein entspanntes, gesundes und jüngeres Älterwerden für sich praktisch nutzen kann. Wir haben ganz bewusst die Individualität jeder Frau in unsere Methode mit einbezogen. Somit bekommen Sie die Möglichkeit, Ihr ganz individuelles Programm zusammenzustellen. Leben Sie vegetarisch oder vegan, zeigen wir Ihnen passend zu den Gerichten jeweils die alternative Eiweißquelle.

Alle Bereiche Ihres Körpers, die auf schlank programmiert

werden können, berücksichtigen wir. So haben Sie die Möglichkeit, Ihren ganz speziellen Fokus zu setzen.

Ist Ihr Leben sehr vom Stress geprägt, werden Sie von den Achtsamkeits- und Entspannungstools profitieren. Leiden Sie an stillen Entzündungen oder gar an einer Autoimmunerkrankung, kann ein speziell darauf ausgerichtetes Ernährungsprogramm die Schilddrüsenfunktion unterstützen und das gefährliche, auf unsere Hormone Einfluss nehmende Bauchfett zum Schmelzen bringen.

Unumstößlich ist, dass unsere Gene seit Urzeiten auf das Hamstern programmiert sind und bei dauerhafter Kalorienrestriktion auf den Not-Modus herunterschalten. Die gute Nachricht lautet: Durch komplexe Forschungen und ein immer besseres Verständnis für diese Zusammenhänge wissen wir heute, dass die Veranlagung zu Übergewicht kein unabwendbares Schicksal ist. Da wären wir wieder bei 80/20.

Es gibt großartige Möglichkeiten, aus dem Teufelskreis von Gewichtszunahme, frustrierenden Diäten und dem damit oftmals verbundenen Untergang des Selbstwertgefühls auszubrechen.

Um etwas grundlegend zu verändern, müssen wir uns um die Kommunikation zwischen unseren Organen und unserem erlernten Essverhalten kümmern. Beziehen wir dabei die neuen Erkenntnisse aus der Umweltmedizin mit ein, bekommen wir einen Körper, wie er uns vielleicht früher lange Jahre begleitet hat und wir ihn uns wieder wünschen: gesund, stark, voller Energie, attraktiv und eventuell ein paar Kilo leichter.

In diesem Sinne vermitteln wir gesundes, entspanntes, ganzheitliches Wissen, um mit Freude und Achtsamkeit den eigenen Lebensstil langfristig in Richtung schlank und gesund zu verändern. Die Kilos purzeln dann nämlich von ganz allein.

Rezepte

Die Zutaten unserer Rezepte besitzen nachweislich antientzündliche Eigenschaften und beruhigen das Immunsystem. Sie sind
zucker- und kohlehydratarm, dadurch werden Insulinspitzen
durch schnell verfügbare Kohlenhydrate verhindert – das beruhigt das System. Wir achten sowohl auf die Kalorien als auch auf
eine Zusammensetzung, welche die Gewichtsabnahme durch
den verminderten Kohlenhydratgehalt fördert.

Auf Milchprodukte verzichten wir weitestgehend, da Casein
und hormonwirksame Substanzen wie Wachstumsfaktoren, die
in Milchprodukten vor allem aus nicht ökologischen Betrieben
in großen Mengen enthalten sind, sowohl direkt das Schilddrüsengewebe schädigen als auch die hormonellen Kreisläufe stören können. Unsere Rezepte für die Schilddrüse enthalten Ge-
treidealternativen, nachdem wir erklärt haben, warum Gluten
bei einer Schilddrüsenerkrankung nicht sinnvoll ist.

Slow-Aging

In Re-Power geht es auch um Slow-Aging. Wer möchte nicht
langsamer älter werden und dabei gesund und schön bleiben?
Hierfür kann man selbst viel tun.

In der Wissenschaft ändert sich momentan einiges in der
Altersforschung. Lag der Fokus in den letzten Jahrzehnten darauf, Alterserkrankungen wie Krebs, Alzheimer oder Osteoporose als Einzelerscheinung zu behandeln, vor allem in Hinblick
auf die Medikation, weitet sich mittlerweile der Ansatz. Das Alter an sich wird als »Krankheit« angesehen, also als Ursache für
diese Erkrankungen. Hier setzen die Ideen an. Bleiben wir länger jung und altern langsamer, dann reduzieren sich auch die
altersbedingten Krankheiten.

Gut untersucht ist der Effekt des Fastens, vor allem des Intermittierenden Fastens zur Lebensverlängerung, bzw. einer maßvollen Kalorienaufnahme.

Wir beschreiben in den einzelnen Kapiteln, wie das Intermittierende Fasten angepasst an die einzelnen Organsysteme funktioniert. Bei einer Nebennierenerschöpfung beispielsweise ist es
nämlich ratsam, lieber das Frühstück nicht ausfallen zu lassen.

> Wir möchten hier darauf hinweisen, dass Kinder, Jugend
> liche, Menschen mit Essstörungen, Schwangere und
> Menschen mit Herzerkrankungen NICHT fasten sollten,
> auch NICHT intervallfasten. Besprechen Sie in jedem Fall
> Ihre persönliche Situation mit Ihrem Arzt, falls Sie eine
> Vorerkrankung haben.

Auch die Art der Kohlenhydrate, die wir essen, beeinflusst die
Qualität, mit der wir älter werden. Entdeckt wurden Risikomoleküle, die den Zellalterungsprozess beschleunigen, genannt Advanced Glycation Endproducts (AGEs). Glykierung bezeichnet
eine Reaktion von Eiweißen, Fetten, Lipiden und Nukleinsäuren
mit Kohlenhydraten, die nicht wieder rückgängig gemacht werden kann. Vor allem Fruktose, Galaktose und Glukose reagieren
unkontrolliert mit körpereigenen Strukturen. Kurz gesagt, bestimmte Speisen und Getränke lassen uns schneller alt werden.

AGEs entstehen nicht nur im Körper selbst, sondern können
auch über die Nahrung aufgenommen werden. AGE-reiche Lebensmittel sind solche, die hohe Mengen an gesättigten Fettsäuren enthalten. Dazu zählen Fleisch, Wurst und Käse. Grillen,
Braten, Frittieren und langes Kochen erhöhen noch einmal den
AGE-Gehalt eines Lebensmittels. Nahrungsmittel, die hohe
Mengen an Antioxidantien besitzen, fördern hingegen das
Slow-Aging.

Aber nicht nur mit dem, was wir essen, unterstützen wir unseren Traum von der ewigen Jugend. Vielfältige Maßnahmen, die das Immunsystem ankurbeln, gehören auch dazu, wie die kalte Thermogenese (auf Seite 102 mehr dazu), eine kalte Dusche oder zumindest am Ende kaltes Abduschen von Beinen und Armen ebenso wie bewusstes Atmen, Meditation und Yoga.

Doch spannen wir Sie nicht länger auf die Folter. Los geht's:

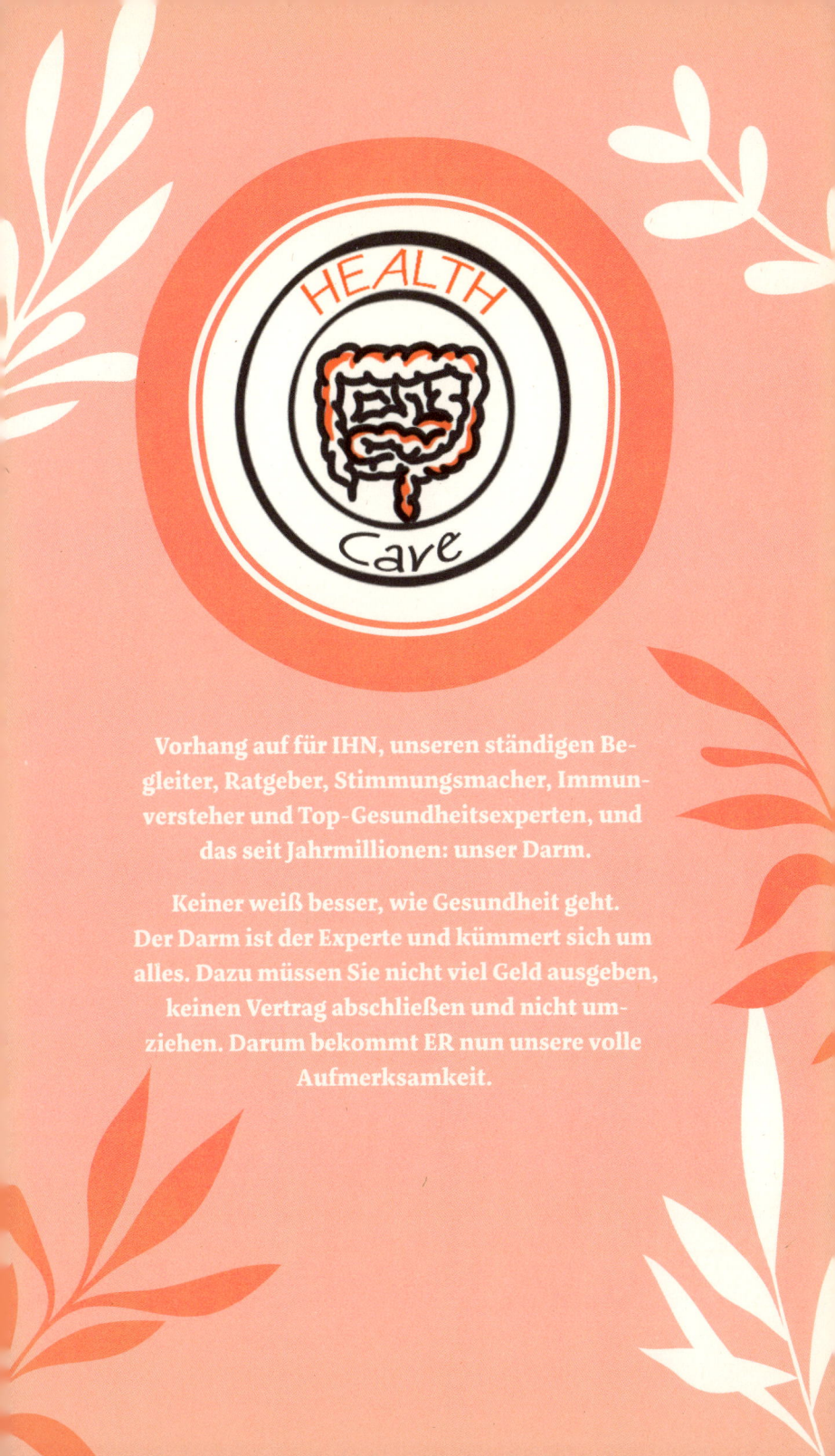

HEALTH

Care

Vorhang auf für IHN, unseren ständigen Begleiter, Ratgeber, Stimmungsmacher, Immunversteher und Top-Gesundheitsexperten, und das seit Jahrmillionen: unser Darm.

Keiner weiß besser, wie Gesundheit geht. Der Darm ist der Experte und kümmert sich um alles. Dazu müssen Sie nicht viel Geld ausgeben, keinen Vertrag abschließen und nicht umziehen. Darum bekommt ER nun unsere volle Aufmerksamkeit.

Kapitel 1

HEALTH-CARE:
Power für das Immunsystem über den Darm

Dieses Superorgan gibt so viel Power. Als *Health-Hüter* sorgt er für ein starkes Immunsystem, eine gesunde Verdauung und eine gute Verstoffwechselung der Nahrung. Er beschafft die wichtigen Vitamine und ist die Grundlage für sinnvolle Bauchentscheidungen und die nötige Gelassenheit.

Mein Bauch und ich

Ganz klar braucht unser Bauch Aufmerksamkeit, Liebe, Zuspruch, Wärme, eine ordentliche Portion Maca, einen grünen Smoothie, Ingwertee, genügend Ruhe und Schlaf sowie ab und zu eine Massage. Unser Bauch ist eben keine anatomische Ansammlung von Hohlräumen, sondern ein eigener Kosmos. In ihm ist es zwar genauso dunkel wie im Weltall, aber dafür warm und sehr lebendig. Für dieses Gewusel sorgen 100 Billionen »gute« Darmbakterien, die Darmflora oder das Mikrobiom. Ein Powerteam, das von der modernen Wissenschaft lange sträflich unterschätzt wurde. Erst seit 2014, der vollständigen Entschlüsselung der Bakteriengene im menschlichen Körper, wird es offiziell anerkannt. Ein Witz, keine Frage, denn dass wir unserem Bauchgefühl vertrauen können und über ihn unsere Gesundheit steuern, z. B. mit fermentierten Lebensmitteln, weiß man schon seit Jahrtausenden.

Unsere Darmbakterien bringen circa 1,5 kg auf die Waage und enthalten mehr Erbinformationen (DNS) als sämtliche Zellkerne unseres Organismus zusammen. Man kann sich also zu Recht fragen: Steuern die Darmbakterien uns oder wir sie? Wie auch immer, es scheint aber in jeder Hinsicht besser zu sein, sich gut mit ihnen zu stellen. ☺

Die Mikrobiomforschung hat Sensationelles zutage gebracht: So weiß man heute, dass für viele Gesundheitsthemen wie ein gut funktionierendes Immunsystem, die Gewichtsfrage, den Verlauf chronischer Darmerkrankungen und auch Autoimmun-störungen, Nahrungsmittelunverträglichkeiten und selbst für psychische Erkrankungen wie Demenz die Zusammensetzung der Darmflora eine große Rolle spielt. Überhaupt entscheidet unser Darm, wie es uns geht. Eigentlich ist er das Universum, um das wir uns als sein Mensch drehen.

Obwohl man mit dem Darm irgendwie das Ende von allem as-soziiert, steht er am Anfang. Er ist, wie die Haut, ein Organ, das mit der Außenwelt in Kontakt steht. Über die Darmschleimhaut, deren Oberfläche mit 400 Quadratmetern so groß ist wie ein Basketball-Feld, werden die Nahrungsbestandteile, Bakterien, Pilzen und Viren, die wir schlucken, hier »unten« genau unter die Lupe genommen. Sind die Bakterien auf dem Rohmilchkäse für uns gut oder die Salmonellen im Softeis schädlich – woher weiß der Darm, was er tolerieren kann und was er bekämpfen muss? Tja, das ist komplex, und das System, das wie ein großer, innerer Schutzschirm funktioniert, ist hochintelligent. Nicht umsonst wird der Darm auch als das zweite Gehirn bezeichnet.

Das körpereigene Immunsystem erlaubt, dass sich bestimmte Keime ansiedeln können und andere nicht. Umgekehrt ist der Darm DAS Trainingscenter für 80 Prozent aller immunologisch aktiven Zellen. Damit das Mikrobiom nicht von körpereigenen Immunzellen als Fremdkörper bekämpft wird, finden ständige »Realitychecks« statt, d.h., im Darm wird permanent gelernt. Das betrifft natürlich erst recht Fremdbakterien wie Rohmilchkäsebakterien, die toleriert werden, oder durchfallerregende Enterobakterien, die bekämpft werden. Aber wie geht das genau? Durch einen Trick: Die natürlich im Darm vorkommenden Bakterien besitzen charakteristische Oberflächenmoleküle und werden dadurch erkannt: »Ah, guten Tag, Frau Schlau, oh, guten Tag, Herr Schnell.«

Das körpereigene Immunsystem wird über die Darmwand auf dem Blut-Lymph- und Nervenweg auch grundsätzlich ständig mit wichtigen Informationen versorgt. Darum gilt der Darm auch als der heimliche Herrscher des Immunsystems oder gleich als das größte Immunorgan des Körpers. Das darmassoziierte Immunsystem wird GALT genannt (*gut associated lymphoid tissue*). Es umfasst Immun- und Abwehrzellen wie Lymphozyten, Plasmazellen, Makrophagen und Peyer-Plaques, mit dem bloßen Auge erkennbare kleine Truppen von Immunzellen in der Darmwand.

Die Darmbakterien unterstützen aktiv das Immunsystem, indem sie ein schützendes Sekret für die Darmwand produzieren sowie antimikrobielle Eiweißverbindungen und andere Giftstoffe zur körpereigenen Verteidigung. Daneben bauen Darmbakterien u.a. Lebensmittel ab, produzieren Vitamine, Hormone und beeinflussen auch das Gewicht, s.u.

Vitamin B1 (Thiamin)
für gute Nerven; in Getreide, Hülsenfrüchten, Walnüssen

Vitamin B2 (Riboflavin)
für Eiweiß- und Energiestoffwechsel; in Milch- und Vollkornprodukten

Vitamin B6 (Pyridoxin)
für starke Nerven, gute Abwehrkräfte; in Fleisch, Kartoffeln, Kohl, Avocado

Vitamin B12 (Cobalamin)
für Blutbildung; in Fleisch, Fisch, Eiern, Milch, Sauerkraut

Vitamin K2 (Menachinon)
für Knochen und Arterien; in Grünkohl, Soja, Kichererbsen

Vitamin H (Biotin)
für Haut und Nägel; in Nüssen, Haferflocken, Soja

Es ist also superwichtig, dass die Darmflora gesund ist. Die Chancen stehen gut, je mehr unterschiedliche Bakterienstämme sich im Darm ansiedeln. Multikulti ist also angesagt, 300 bis 500 verschiedene Bakterienstämme dürfen es gerne sein. Ein gutes Beispiel für Diversität.

POWER AUS DEM DARM

Darmbakterien räumen Giftstoffe wie Toxine aus dem Weg, beseitigen abgestorbene Zellen und Krebsvorläuferzellen, produzieren antibakterielle Stoffe, unterstützen die Barrierefunktion der Darmwand und verhindern Entzündungen im Körper. Hier einige der wichtigsten Stämme:

Laktobazillen zählen zu den wichtigsten Darmbakterien, und sie sind mit die ersten, die ein Baby besitzt. Sie produzieren kurzkettige Fettsäuren für einen sauren pH-Wert im Darm sowie bakterien-abtötende Stoffe. *Bifidobakterien* können Kohlenhydrate abbauen und sorgen für einen sauren pH-Wert im Darm. *Bacteroidetes* ist die Bakteriengattung, die ohne Sauerstoff auskommt und Kohlen-hydrate und Eiweiße abbaut. Sie spielt außerdem beim Gewicht eine Rolle, siehe Seite 229.

Einer der Hauptbakterienstämme ist *Escherichia (E.) coli*. Und zwar das »gute« E-Coli. In diesem Sinne ist es besser als sein Ruf. Es schützt die Darmschleimhaut, stellt selber Abwehrstoffe her und trainiert Immunzellen im Darm.

Enterococcus bildet bakterientötende Substanzen und stellt ebenso wie die Bifidobakterien aus Kohlehydraten kurzkettige Fettsäuren für ein saures Darmmilieu her. Von seinen Stoffwechsel-produkten ernähren sich die Dickdarmzellen.

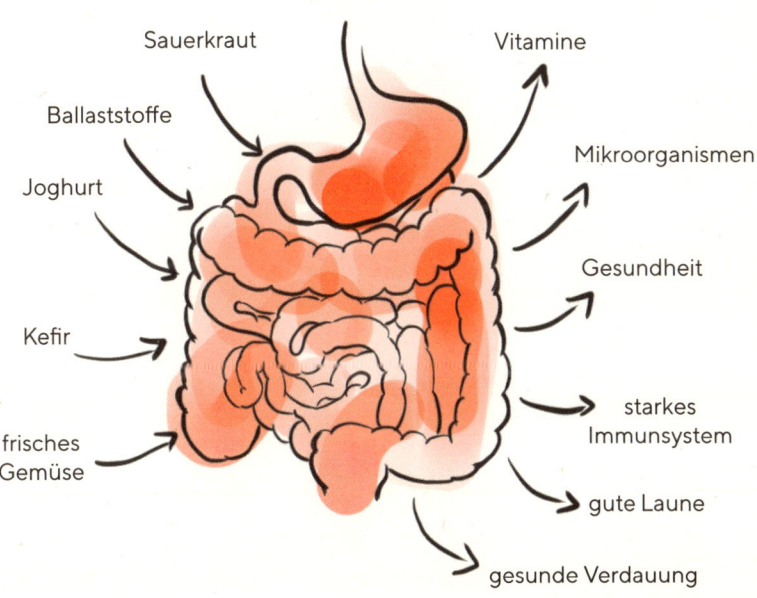

Darmbakterien

Sauerkraut

Ballaststoffe

Joghurt

Kefir

frisches Gemüse

Vitamine

Mikroorganismen

Gesundheit

starkes Immunsystem

gute Laune

gesunde Verdauung

Um zu wissen, wie es Ihrem Mikrobiom geht, möchten wir Ihnen folgenden Fragebogen ans Herz legen:

Wie füttern Sie Ihr Mikrobiom?

Wie oft essen Sie folgende Nahrungsmittel in der Woche?

1. Grünes Gemüse: selten • 1× • 3× • täglich
   Fermentierte Lebensmittel: selten • 1× • 3× • täglich
   Ballaststoffe: selten • 1× • 3× • täglich
   Ungesättigte Öle: selten • 1× • 3× • täglich
   Pflanzliches Protein: selten • 1× • 3× • täglich
   Obst: selten • 1× • 3× • täglich

2. Fisch: selten • 1× • 3× • täglich

3. Fleisch (Bio, Weidehaltung):   selten • 1× • 3× • täglich
   Süßigkeiten: selten • 1× • 3× • täglich
   Alkohol: selten • 1× • 3× • täglich

4. Kochen Sie frisch?   selten • 1× • 3× • täglich
   Essen Sie Vollkornprodukte?   selten • 1× • 3× • täglich

5. Leben Sie nach einer Diät?   Ja • nein
   Rauchen Sie?   Ja • nein
   Haben Sie eine Nahrungsmittel-unverträglichkeit?   Ja • nein
   Haben Sie in den letzten drei Monaten ein Antibiotikum eingenommen?   Ja • nein
   Nehmen Sie regelmäßig Medikamente ein wie Cortison, die Pille, Hormone, Schmerzmedikamente?   Ja • nein

Besteht bei Ihnen eine chronische
Darmerkrankung?   Ja • nein

Haben Sie eine chronische Stoffwechselstörung?   Ja • nein

AUSWERTUNG:

Punkte bei 1:   selten = 0 • 1× = 1 • 3× = 2 • täglich = 3

Punkte bei 2:   selten = 0 • 1× = 1 • 3× = 2 • täglich = 0

Punkte bei 3:   selten = 3 • 1× = 2 • 3× = 1 • täglich = 0

Punkte bei 4:   selten = 0 • 1× = 1 • 3× = 2 • täglich = 3

Punkte bei 5:   Ja = 0 • nein = 3

0 bis 4 Punkte: Es ist zu befürchten, dass Ihr Mikrobiom reichlich verkümmert ist. Essen Sie dringend abwechslungsreicher und vor allem frisch. Unterbrechen Sie gegebenenfalls eine einseitige Diät. Besprechen Sie mit Ihrem behandelnden Arzt eine Probiotika-Kur, um das Mikrobiom tatkräftig zu unterstützen. Das kommt Ihrem Immunsystem zugute und schützt Sie in Erkältungszeiten und vor chronischen Krankheiten.

5 bis 12 Punkte: Auch bei dieser Punktzahl dürfte es in Ihrem Darm ziemlich mau aussehen. Beginnen Sie schon morgens mit Ballaststoffen zum Frühstück (Hafermilch in den Kaffee, ein Porridge, grüner Smoothie, grünes Gemüse), und unterstützen Sie Ihre Mikrobiom-Mannschaft abends mit zwei Gabeln rohes Sauerkraut über vier Wochen.

12 bis 25 Punkte: Gut, aber es lässt sich noch vieles verbessern. Mehr Gemüse statt Fleisch, oder wenn Sie sich vegetarisch ernähren, dann achten Sie auf viel Abwechslung. Das lieben die kleinen Helfer im Darm.

> 25 Punkte »Happy *gut*!«: Ihrem Mikrobiom geht es richtig gut. Hadern Sie mit Ihrem Gewicht, dann füttern Sie die Darmbakterien gezielt mit reichlich Ballaststoffen. Achten Sie darauf, täglich mindestens drei Liter ungesüßten Tee oder Wasser zu trinken.

Wie bekommt man das hin, eine gesunde Darmflora? Ist diese nicht einfach da, weil angeboren? Nein, sie ist in jeder Hinsicht ein lebendiger Organismus. Wir alle kommen nämlich zunächst ohne Darmflora auf die Welt. Den Bakterien-Grundstock erhält das Baby beim Durchtritt durch den Geburtskanal und von der Brust der Mutter, wenn es gestillt wird. Kaiserschnittkinder reibt man darum heute aktiv mit mütterlichen Laktobazillen aus der Vagina ein. Erst mit zwei Jahren sieht die Lage besser aus, und erst mit sechs Jahren existiert so etwas wie ein vollständiges Mikrobiom. Aus welchen Bakterien sich das Mikrobiom zusammensetzt, ist abhängig von vielen Faktoren: In welchem Land und in welcher Kultur wächst das Kind auf, welche Nahrungsmittel stehen auf dem Speiseplan, gibt es Haustiere usw. Nichts ist hier in Stein gemeißelt. Unser Mikrobiom kann sich immer ändern, z. B. wenn jemand vom Fleischesser zum Vegetarier wird oder von Berlin nach Bangkok umzieht. Erreicht man das Erwachsenenalter, verändert sich die Zusammensetzung der Bakterien noch einmal. Alte Menschen besitzen oft deutlich weniger unterschiedliche Bakterienarten, das variiert jedoch, sobald sie mit anderen zusammenleben und kochen.

Das Thema Balance ist also in jeder Hinsicht auch für den Darm wichtig. PH-Wert und die Schutzbarriere der Schleimhaut müssen intakt sein, damit sich das Darmmilieu vielfältig entwickeln kann. Umgekehrt schützt ein gesundes Mikrobiom vor vielen Krankheiten. Das macht man sich inzwischen in der Therapie zunutze. Bei chronisch entzündlichen Darmerkrankungen z. B. therapiert man mit Probiotika.

Probiotika, also gute, lebende Bakterien, essen und trinken wir Menschen übrigens schon seit Jahrtausenden, sie befinden sich u. a. in Hefe, Bier, schwarzem Tee, Rotwein, Rohmilchkäse, Kimchi und Joghurt.

Wer sich nicht recht vorstellen kann, wie die Darmbakterien auf liebevolle Behandlung und artgerechte Fütterung reagieren, denke an die Zubereitung eines Sauerteigbrotes. Haben sich in dem *Anstellgut*, dem ersten Teig aus Roggenmehl und Wasser, Bakterien angesiedelt, müssen diese mit noch mehr Mehl gefüttert werden. Nach ein paar Tagen haben die Bakterien im Brotteig volle Arbeit geleistet, der Teig ist aufgegangen, kann geknetet werden, und ab in den Ofen damit. Ach, das duftet so herrlich! In diesem Sinne danken es einem die Darmbakterien, wenn man sich liebevoll um sie kümmert. Sie sind schon zufrieden, wenn man täglich mit reichlich Gemüse und Ballaststoffen frisch kocht und auf künstliche Aromen und Zusatzstoffe verzichtet.

Präbiotikum nennt sich das »Bakterienfutter«. Laktobazillen und Bifidobakterien mögen z.B. Stärke aus gekochten und abgekühlten Kartoffeln oder Inulin aus der Chicoréewurzel. Überhaupt sind Ballaststoffe bei den Dickdarmbakterien der Hit. Bekommen sie dieses »Futter«, dann vermehren sie sich besonders gerne, s. u. Ballaststoffe und fermentierte Lebensmittel.

DIE TOP TEN
FÜR DEN DARM

1. Entspannung/ Stressreduktion
2. regional, saisonal, bio
3. täglich frisch kochen
4. Probiotika
5. Ballaststoffe
6. fermentierte Lebensmittel
7. viel grünes Gemüse (700 bis 900 Gramm pro Tag)
8. maximal 300 Gramm Fleisch (zweimal 1 kleines Steak) und tierische Produkte aus Weidehaltung pro Woche
9. Zucker in Maßen (keine raffinierten Zucker)
10. regelmäßige Bewegung

Das Bauchgehirn

Aber zurück zum Bauchgefühl. Neueste Ergebnisse aus der Mikrobiomforschung lassen vermuten, dass unsere Laune, Emotionen, Psyche und sogar Krankheiten des Gehirns vom Darm beeinflusst werden. Weil die Nervenzellen und ihre Neurotransmitter (Stoffe, über die Informationen übertragen werden) im Darm die gleichen sind wie im Gehirn, spricht man mittlerweile vom Bauchhirn. Einer dieser Neurotransmitter ist GABA, ein Stoff, der Nervenzellen schützt und eine die Psyche beruhigende Wirkung hat. Laktobazillen und Bifidobakterien sind GABA-Produzenten im großen Stil.

Zwischen Gehirn und Bauch werden zudem über den zehnten Gehirnnerven (Nervus Vagus, darauf, wie wichtig der Vagus für unsere Gelassenheit und Gesundung ist und wir ihn unterstützen können, gehen wir im Kapitel Nebennieren ein) ständig Infos ausgetauscht. Darum sind wir so oft in der Zwickmühle, wenn der Kopf denkt: »Halt dich bloß fern von diesem Kerl«, gleichzeitig im Bauch aber die Schmetterlinge herumfliegen. Oder umgekehrt, wenn alle logischen Argumente für das tolle Jobangebot sprechen, der Bauch aber grummelt und sich flau anfühlt.

Es werden insgesamt mehr Informationen vom Darm zum Gehirn gebeamt als umgekehrt (80/20-Regel). Infos aus unserem Innersten beeinflussen also unsere Gedanken, unser Fühlen und wie wir auf Ereignisse reagieren oder eben nicht. Die Zusammensetzung des Mikrobioms spielt hier eine große Rolle. Gibt man im Rahmen einer Studie den Probanden *Lactobazillus rhamnosus*, so stecken sie stressige Ereignisse besser weg und können sich auch besser konzentrieren. Auch die Gabe anderer Darmbakterien beeinflusst Gefühls- und Schmerzverarbeitung in bestimmten Hirnarealen.

Das Bauchgefühl ist also KEINE Einbildung – jetzt ist es amtlich ☺.

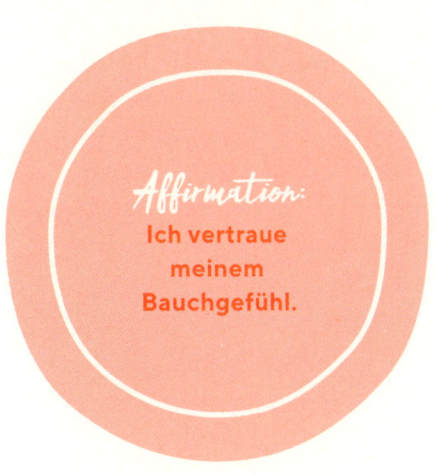

Affirmation:
Ich vertraue meinem Bauchgefühl.

LESS – Bauchstress

Jetzt kommt der Zeitpunkt, an dem wir Ihnen etwas wegnehmen wollen, und das wird gut! Denn LESS, also weniger, von einer schädlichen Substanz oder Angewohnheit wirkt schützend.

Fangen wir an mit den Zusatzstoffen und Emulgatoren (die Lebensmittelindustrie liebt diese künstlichen Helfer, die mischen, was eigentlich nicht gemischt werden möchte, wie z. B. Öl und Wasser), Bindemitteln und Farbstoffen, Stabilisatoren und Verdickern in Lebensmitteln. Verzichten Sie darauf, indem Sie möglichst nichts essen, was industriell hergestellt ist, denn dadurch steigt das Risiko für entzündliche Darmerkrankungen und starkes Übergewicht. Forscher der Georgia State University, Atlanta, USA konnten im Tierversuch zeigen, dass dies schon bei sehr niedrigen Mengen von *Carboxymethylcellulose* und *Polysorbate-80*, zwei sehr häufig benutzten Emulgatoren, der Fall ist. Auch chronische Darmentzündungen treten häufiger beim Verzehr von Lebensmitteln mit chemischen Zusatzstoffen auf.

Stress stresst den Darm

Ist der Darm gesund, können wir ein gewisses Maß an Aufregung gut auffangen. Umgekehrt schadet moderater Druck dem Darm nicht. Unser Bauch liebt halt die Balance. Da wäre sie wieder.

Gaben von *Bifidobacterium longum 1714* ließen Studienteilnehmer gelassener auf Stress reagieren, da schon die für unsere Gefühle zuständige Hirnregion gelassener reagiert. Im Tierversuch reduzierten sich Angstreaktionen durch die Gabe von Probiotika. Umgekehrt verändert sich die Zusammensetzung des Mikrobioms, wenn man unter Dauerstress leidet – die »guten« Bakterien werden durch »schlechtere« Stämme ersetzt. Der ist gerade bei Frauen durch die Doppelbelastung Beruf und Familie an der Tagesordnung. Passen Sie auf sich auf, und hören Sie auf Ihren Bauch, wenn der dazu mahnt, die Stopptaste zu drücken!

ÜBERGEWICHT VERSCHIEBT DIE ZUSAMMENSETZUNG DER BAKTERIEN

Übergewichtige Menschen haben ein anderes Mikrobiom in Bezug auf die Stämme *Firmicutes und Bifidobakterien*. Mehr dazu verraten wir später.

Alkohol: alle dicht? Wir nicht!

Wer gestresst ist, dürstet danach runterzukommen und greift schnell mal zu einem Glas Wein oder einem anderen Happy-Hour-Drink. Gegen zwei kleine Gläser pro Woche ist auch nichts einzuwenden. Mehr sollte es allerdings nicht sein, denn selbst in geringen Mengen greift er die Darmflora an, schadet den Schleimhäuten und macht die Darmwand durchlässig für schädliche Eindringlinge (*Leaky-Gut-Syndrom*, s. u.).

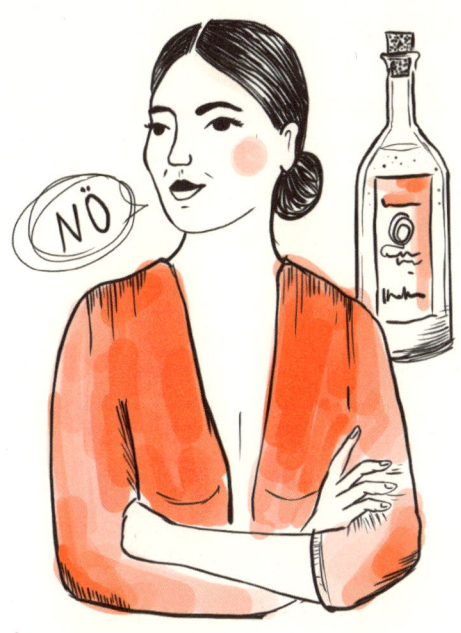

Auch das *SIBO-Sydrom* (Small Intestinal Bacterial Overgrowth), abnormale Ansiedlungen von Darmbakterien im Dünndarm, ist auf Alkoholgenuss zurückzuführen. Autsch: Nährstoffmangel, Blähungen und Bauchschmerzen können auftreten.

Es ist richtig spannend zu beobachten, wie die Umgebung reagiert, wenn man im Restaurant oder auf der Party nichts Alkoholisches trinken möchte. Fragen Sie sich, was hält Sie davon ab, mal eine Pause zu machen. Mit welchen Freunden muss man immer trinken? Wie verläuft ein entspannter, alkoholfreier Abend, und mit wem ist das schwierig? Da lohnt es sich wirklich, genauer hinzusehen. Nur so kann man herausfinden, ob der Genuss zur Gewohnheit geworden ist. Sagen Sie doch einfach, dass Sie ein wenig kürzertreten mit dem Alkoholgenuss, weil Sie es Ihrem Darm versprochen haben.

In Berlin hat die erste Non-Alcoholic-Bar Deutschlands aufgemacht. Da ändert sich gerade viel, und immer mehr Restaurants bieten leckere Alternativen an. Auch »nichts trinken« oder zumindest nicht regelmäßig kann eine Gewohnheit werden. Vielleicht gehören ja bald ratlose Kellner ohne gute Null-Prozent-Alternative zur Vergangenheit …

ALKOHOLFREIE DRINKS
reicht für 2

Nojito statt Mojito

— ½ Bund Minze
— 1 EL brauner Zucker
— 1 Limette (bio)
— 250 ml Ginger-Ale
— Crushed Ice

Virgin LESS

— 1 Stück Ingwer (1 bis 2 cm, je nach Schärfe)
— 2 Stängel Minze
— 1 EL Orangen-Ingwersirup
— 3 Eiswürfel
— 200 ml Ginger-Ale – schön kalt

Mikroplastik, Emulgatoren, Zusatzstoffe

Mikroplastikpartikel ziehen Toxine aus der Umgebung an wie ein Magnet Büroklammern, und genau wie dieser lassen sie die Schadstoffe nur schwer wieder los. Leider ist das Mikroplastik nicht nur in der Antarktis, sondern jetzt nachweislich auch im menschlichen Darm angekommen. Kaufen Sie darum keine Konservendosen, in Plastik eingeschweißtes Gemüse und Obst sowie keine Getränke in Plastikflaschen.

Produkte sollten Phthalate-frei, BPA-frei und Parabene-frei sein – das checken Sie mit der APP »Scan4Chem«. Verwenden Sie BPA-freie Frischhaltedosen statt Frischhaltefolie. Das wird Ihrem Bauch gefallen und ist auch ein Schritt zur Verhinderung oder Linderung von Darmkrankheiten, die mit einem aus der Balance geratenen Mikrobiom vergesellschaftet sind:

Leaky-Gut – Leaky Brain

Bei einem *Leaky-Gut-Syndrom* (englisch: durchlässiger Darm) ist die auf der Darmwand liegende schützende Schleimhaut geschädigt. Ist alles gesund, bilden die Zellen der Darmwand einen dichten Zellverband. Verbindungszellen halten die einzelnen Darmzellen wie Abschlussleisten (tight junctions) zusammen, sind diese undicht, können Toxine, unverdaute Nahrungsstoffe, Allergene (z. B. Gluten) und Stoffwechselprodukte in die Blutbahn gelangen und Entzündungen und Immunprozesse auslösen. Aber auch durch bestimmte Medikamente, Stress, Nikotin, Pestizide, Alkohol oder eine einseitige Ernährung kann sich ein Leaky-Gut entwickeln.

Symptome sind Bauchkrämpfe, schmerzhafte Blähungen, Durchfall, Verstopfung, Nahrungsmittelunverträglichkeiten, Allergien und eine allgemeine Schlappheit und Abgeschlagenheit.

Eine regelmäßige Kur mit Probiotika sowie eine langsame Umstellung der Ernährung auf sehr nährstoff- und ballaststoffreiche Lebensmittel kann die Beschwerden mildern. Am besten Sie fangen mit viel grünem Gemüse an und wählen nicht blähende Sorten wie Spinat statt Kohl oder Brokkoli. Auch ballaststoffreiche Getreidesorten toleriert der Darm bei Leaky-Gut zunächst schlecht. Das Mikrobiom muss sich erst langsam umgewöhnen.

Das Angehen und Behandeln dieser Störung ist darum so wichtig, weil in letzter Zeit chronisch entzündliche Darmerkrankungen, das Reizdarmsyndrom, Asthma, Multiple Sklerose, Diabetes und Autoimmunerkrankungen wie eine Hashimoto-Thyreoiditis mit einem durchlässigen Darm in Verbindung gebracht werden.

BAUCHMASSAGE MIT ESTRAGON-INGWER-MANDARINENÖL

wirkt bei Verdauungsstörungen und entspannt den Bauch. Je einen Tropfen in einen Esslöffel Olivenöl in die Hand geben und damit den Bauch in kreisenden Bewegungen massieren. Mit kleinen Kreisen um den Bauchnabel entgegen dem Uhrzeigersinn beginnen, die Kreise langsam so groß werden lassen, dass der ganze Bauch erfasst wird. Dann zurück im Uhrzeigersinn massieren, sodass die Kreise wieder kleiner werden, bis man am Bauchnabel endet. So lange in dieser Art massieren, bis sich der Bauch beruhigt hat.

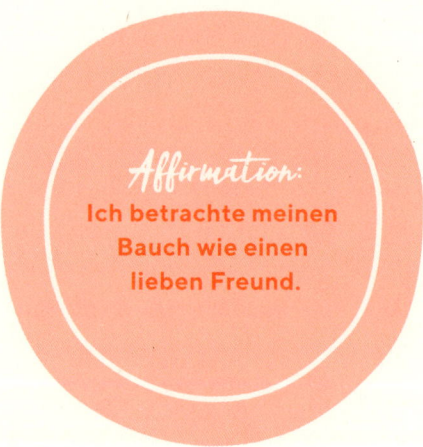

Affirmation:
Ich betrachte meinen Bauch wie einen lieben Freund.

Reizdarmsyndrom

Gleiche oder ähnliche Symptome können ein Reizdarmsyndrom verursachen, eine Erkrankung, bei der die Darmflora durch Stress, psychische Belastungen, Durchfallerkrankungen, eine Antibiotikatherapie, Alkohol oder Nikotin aus der Bahn und aus der Balance geraten ist.

Bei einem chronischen Reizdarmsyndrom können sich Keime leichter an der Darmwand und im Rahmen des SIBO-Syndroms auch im Dünndarm, wo sie normalerweise nicht vorkommen, ansiedeln. Das Small Intestine Bacterial Overgrowth löst Bauchschmerzen, Blähungen und Müdigkeit aus.

Was hilft:
- Probiotikakur mit Laktobazillen, Bifidobakterien, Escheria coli Nissle
- Betreiben Sie Stressreduktion, z. B. durch Yoga, autogenes Training, Meditation
- Meiden Sie blähende Lebensmittel wie Kohl oder Hülsenfrüchte
- Verzichten Sie auf Gluten, bevorzugen Sie Pseudogetreide
- Oder Getreide wie Hafer, Vollkorndinkel und Co.
- Schränken Sie Zucker, Alkohol, Lebensmittelzusatzstoffe ein oder lassen Sie sie ganz weg
- Wunderbare Kohlenhydratquellen sind Linsen, Bohnen, Erbsen, Kichererbsen und andere Hülsenfrüchte

FÜNF HEALTH-CARE-FACTS ZU PSEUDOGETREIDE

Pseudogetreide sind Körner, die botanisch anderen Pflanzenfamilien angehören, aber wie echtes Getreide verwendet werden. Man nennt sie auch exotisches Getreide. Dazu gehören Amaranth, Quinoa, Hirse, Buchweizen, Naturreis.
Pseudogetreide
- wirkt wie ein natürliches Abführmittel.
- senkt den Blutzucker und verbessert die Insulinsensitivität.
- senkt das (schlechte) LDL-Cholesterin und reguliert den Blutdruck.
- verbessert die Verdauung.
- reguliert den Appetit und sättigt.

Unser Tipp Apfelessig bekämpft Fäulnisbakterien und Gase. Trinken Sie dreimal täglich drei Teelöffel Apfelessig in einem Glas Wasser vor dem Essen.

Food for debloat

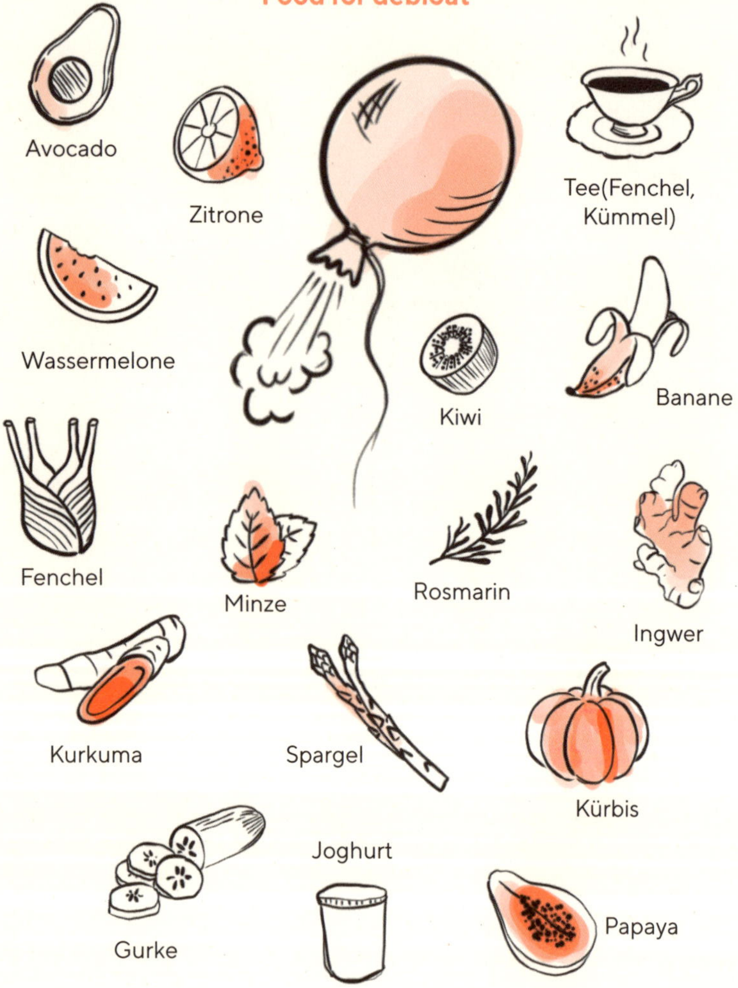

Avocado
Zitrone
Tee(Fenchel, Kümmel)
Wassermelone
Kiwi
Banane
Fenchel
Minze
Rosmarin
Ingwer
Kurkuma
Spargel
Kürbis
Joghurt
Gurke
Papaya

Die Umstellung zu mehr Gemüse und folglich mehr Ballaststoffen kann sich am Anfang durch mehr »Luft im Bauch« äußern. Besonders Frauen in der Lebensmitte sind über die Blähungen alles andere als amused. Ergänzen Sie Ihre Ernährung durch *Food for debloat* (englisch für entblähen), und zusätzlich helfen unsere Top Five unten weiter.

Nahrungsmittelunverträglichkeiten

In Zeiten der Hormonumstellungen können Nahrungsmittelunverträglichkeiten erstmalig auftreten oder sich verschlimmern.

Laktose-, Fruktose- und Histaminintoleranz

Bei einer *Laktoseintoleranz* wird Milchzucker nicht vollständig aufgespalten. Hierfür fehlt das Enzym Laktase. Als Folge wird Laktose nicht im Dünndarm verstoffwechselt, sondern gelangt unverdaut bis in den Dickdarm. Dabei entstehen Gase, die schmerzhafte Blähungen verursachen. Durchfall und Übelkeit, aber auch eine chronisch verstopfte Nase/chronische Sinusitis können auf eine Milchunverträglichkeit zurückzuführen sein.

Der Mensch ist außerdem die einzige Spezies, die auch nach der Muttermilch noch Milch (und dann von einem anderen Säugetier, nämlich der Kuh) bekommt. Das würde keinem anderen Tier einfallen. Daher wundert es eigentlich nicht, dass bis zu 75 Prozent der Kleinkinder nach der Stillzeit und als Erwachsene anhaltend Probleme haben, ausreichend Laktase zu bilden.

TEST: WIE REAGIERE ICH AUF LAKTOSE?

1. Ich leide unter einem bekannten Reizdarmsyndrom
2. Ich leide regelmäßig/häufig unter schmerzhaften Blähungen
3. Ich trinke regelmäßig/täglich Milch/Milchkaffee
4. Ich esse regelmäßig Käse oder Milchprodukte
5. Nach dem Verzehr von Milchprodukten habe ich ein unange- nehmes Völlegefühl
6. Ich leide unter Hautausschlag, juckender Haut, Nesselsucht
7. Ich muss nach dem Verzehr von Milchprodukten niesen / Ich habe eine chronische Sinusitis
8. Ich leide unter allergischen Reaktionen

Auswertung: Können Sie mindestens vier Fragen eindeutig mit Ja beantworten, dann ist eine Laktoseintoleranz wahrscheinlich. Lassen Sie zusätzlich einen Laktoseintoleranz-Atemtest bei Ihrem Arzt durchführen, dann sind Sie auf der sicheren Seite.

Laktose ist hauptsächlich in Milch- und Milchprodukten, Scho- kolade, vielen Fertiggerichten, Wurst, der Anti-Baby-Pille und homöopathischen Kügelchen enthalten. Nur als vegan gekenn- zeichnete Lebensmittel sind verlässlich laktosefrei.

Bei einer *Fruktoseintoleranz* wird Fruchtzucker aus Obst, Trocken- obst und Honig erst im Dickdarm verdaut, die Beschwerden sind die gleichen wie bei einer Laktoseintoleranz.

Fruktosehaltig sind unter anderem alle Obstsorten und Pro- dukte aus Früchten wie Konfitüren oder Gelees, Fruchtjoghurt und -eis, Fruchtgummis, Gemüse, Getreide, Kartoffeln, Marzi- pan.

 Gut zu wissen: Glutenunverträglichkeit siehe Schilddrüse

Bei einer *Histaminintoleranz* kann der Neurotransmitter Histamin aus Nahrungsmitteln in der Dünndarmschleimhaut nicht gut genug abgebaut werden. Als Folge gelangt zu viel Histamin in den Körper, das Kopfschmerzen, Herzrasen, Unruhe, Sodbrennen, Übelkeit, Blähungen, Durchfall und Bauchschmerzen hervorrufen kann. Man spricht von einem *Flush*, wenn es plötzlich zu einer roten Verfärbung von Gesicht, Hals und eventuell Oberkörper kommt. Gerötete Haut nach einem Glas Rotwein kann eine Reaktion auf Histamin sein. Größere Mengen des Neurotransmitters ist in fermentierten und luftgetrockneten Lebensmitteln wie altem Käse, Parmesan oder eben Rotwein enthalten. So gesund diese sind, Vorsicht bei einer Histaminintoleranz!

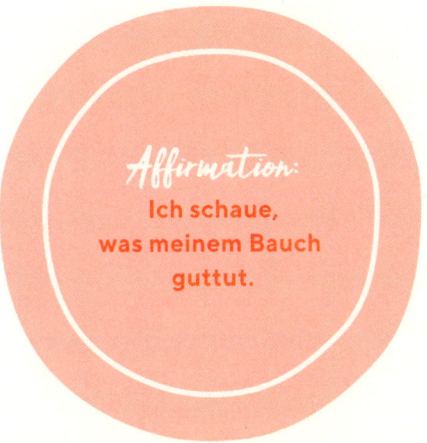

Affirmation:
**Ich schaue,
was meinem Bauch
guttut.**

FODMAP

Für Leaky-Gut, Reizdarm, SIBO und andere chronische Darmerkrankungen wurde die *FODMAP-Diät* entwickelt (Fermentable Oligo-, Di-, Monosaccharide und Polyole). Dabei handelt es sich um eine Weglass- oder Eliminationsdiät. Das Wort *Diät* stammt übrigens aus dem Altgriechischen *díaita* und bedeutet Lebensweise oder Lebensführung.

Bei dieser Diät werden alle Lebensmittel mit im Darm gären-
den Zuckerverbindungen und mehrwertigen Alkoholen weggelassen. Das sind bestimmte Obst- und Gemüsesorten, lacto-
sehaltige Lebensmittel wie Milch und Käse, Zuckerersatz wie
Sorbitol, Weizen und viele andere Getreidesorten. Durch das
Weglassen dieser Lebensmittel soll sich der Darm beruhigen.

So funktioniert die FODMAP-Diät:
In den ersten vier bis sechs Wochen werden alle Lebensmittel,
die FODMAPs enthalten, gestrichen. Also zum Beispiel Brokkoli,
Kohlsorten, Knoblauch, Zwiebel, Weizen, Roggen, Gerste, Bohnen, Erbsen, Linsen – sie alle enthalten Oligosaccharide, also
Mehrfachzucker. Außerdem Milchprodukte wie Joghurt oder
Ricotta, denn sie enthalten das Disaccharid Laktose, einen Zwei-
fachzucker. Auch dürfen Obst, Honig, Trockenfrüchte, Mais,
Spargel, Artischocken nicht auf den Tisch, denn sie enthalten
den Monosaccharid Fruchtzucker, einen Einfachzucker.
Es gibt Listen (beispielsweise www.fodmaps.de/fodmap-
liste/), in denen man nachschauen kann, welche Nahrungsmittel überhaupt erlaubt sind.
Nach und nach werden diese Lebensmittel vom Speiseplan
gestrichen. In Magen und Darm kehrt Ruhe ein, das Verdauungs-
system sortiert sich. Gifte werden ausgeschieden, Entzündungen heilen. Mindestens einen Monat sollte man seinem Körper
diese Kur gönnen, bevor man mit dem Austesten beginnt. Gesunde Bakterienstämme können sich wieder ansiedeln, Lücken
in der Darmwand (Leaky-Gut) können repariert werden, und
auch die Verdauungsleistung verbessert sich. Dadurch kommt
es oft zu einer deutlichen Linderung von Nahrungsmittelunverträglichkeiten, Allergien, Hauterscheinungen, psychischen
Beschwerden und natürlich Beschwerden des Darmes selbst.
Danach beginnt die Wiedereinführungsphase, für die man sich

viel Zeit nehmen sollte. Jeweils über vier bis fünf Tage wird ein einzelnes Lebensmittel, wie z. B. Joghurt in den Speiseplan aufgenommen. Rebelliert dagegen der Darm, weiß man mit einiger Sicherheit, dass man den Joghurt lieber langfristig weglässt. Als Nächstes probiert man z. B. Linsen. Bleibt der Bauch entspannt, dann dürfen diese auf den Ernährungsplan usw.

Die Geduld zahlt sich aus. Es lohnt sich auch immer einmal wieder, selbst nach Monaten oder Jahren, ein Lebensmittel, das man bislang nicht vertragen hat, auszuprobieren. Das Mikrobiom kann sich, wie gesagt, ein Leben lang verändern. Deshalb ist es durchaus möglich, dass man Jahre später auf einmal von Käse keine Bauchkrämpfe mehr bekommt.

HEALTH-CARE:
Gutes für den Darm

Sie haben gemerkt, schon bei der FODMAP begann nach dem Weglassen das Hinzutun. Und so soll es sein: Machen wir nun Schluss mit dem Wegnehmen. Ab jetzt bekommen Sie und Ihr Darm etwas Gutes.

UNSERE TOP FIVE
GEGEN BAUCHKRÄMPFE (KOLIKEN)
UND BLÄHUNGEN (FLATULENZ)

Pfefferminztee Ein Bund frische Pfefferminze mit 200 Milliliter kochendem Wasser übergießen, fünf Minuten ziehen lassen.

Fenchel, Anis, Enzianwurzel, Kümmel, Melisse, Tausendgüldenkraut, Thymian Als einzelnes Kraut je einen Teelöffel mit 150 Milliliter kochendem Wasser übergießen, fünf Minuten ziehen lassen. Als Kräutermischung je einen Teelöffel pro Kraut miteinander vermengen. Davon für eine Tasse Tee einen Teelöffel der Mischung mit 200 Milliliter Wasser kochendem Wasser übergießen, fünf Minuten ziehen lassen.

Petersilie Zu jeder Mahlzeit zwei Stängel Petersilie kauen.

Feuchte Wärme Ein Handtuch in warmes Wasser legen. Dann auswringen, ein Drittel davon weniger stark. Diesen feuchteren Teil direkt auf den Bauch legen. Den trockeneren Teil nach außen wickeln.

Entschäumer Sogenannte Entschäumer bekommt man rezeptfrei in der Apotheke. Diese Präparate leiten die Luft aus dem Körper und sorgen somit für Entspannung. Fragen Sie Ihren Apotheker nach einem für Sie passenden Mittel.

Was Abhilfe schafft:

Bei Verstopfung (Obstipation)

- Flohsamenschalen (einen Esslöffel mit mindestens 300 Milliliter Wasser einnehmen und anschließend unbedingt mindestens noch zwei Liter über den Tag verteilt trinken, sonst verschlimmert Flohsamen die Verstopfung)
- Magnesium (zweimal 400 Milligramm pro Tag, bis der Stuhl weicher wird)
- Grundsätzlich viel trinken (drei Liter/Tag)

Bei Aufstoßen (Säurereflux)

Statt Pfefferminztee Kamillentee trinken, dieser regt die Speiseröhrenperistaltik an, Pfefferminze verlangsamt sie eher.

Was hier sonst noch hilft: Leinsamenschleim beruhigt, Heilerde puffert die Magensäure, mit erhöhtem Oberkörper schlafen, auf Kaffee und Alkohol verzichten.

Verdauungsfördernd

Diese Gewürze regen die Verdauung an: Kurkuma, Gewürznelken, Knoblauch, Basilikum, Thymian, Estragon, Oregano, Wacholder, Dill, Kerbel.

Appetitzügelnd

Topinambur, Pfefferminze, grüner Tee, Vanille, Rosmarin, Schnittlauch und Chili helfen, den Appetit zu bremsen. Weitere Tipps gegen Heißhunger ab Seite 171.

Ingwer wirkt sowohl appetitzügelnd, wenn man mit ihm kocht, als auch appetitanregend, wenn man ihn auf nüchternen Magen isst oder trinkt, zum Beispiel als Ingwertee.

… und Alkohol weglassen, denn er macht als Aperitif hungrig. ☺

Vitamin C

Vitamin C sorgt für straffes Bindegewebe und unterstützt das Immunsystem. Es beugt Entzündungen vor und verkürzt die Dauer von Erkältungen und Infektionen. Vitamin C muss über die Nahrung aufgenommen werden. Um die Vitamin-C-Mangelkrankheit Skorbut zu vermeiden, luden die Seefahrer früher ihre Schiffe mit Zitronen und Orangen voll, bevor sie über den Atlantik fuhren. Die Deutsche Gesellschaft für Ernährung (DGE) empfiehlt erwachsenen Frauen 95 mg Vitamin C pro Tag. Zum Zellschutz darf es gerne mehr sein, wir empfehlen bis ein Gramm pro Tag. Zur Prävention, wie in Erkältungszeiten, ist es sinnvoll, hochdosierte Supplements einzunehmen. Rote Paprika enthält 140 mg pro 100 g und Brokkoli 140 mg Vitamin C. Die Acerolakirsche schießt mit 1700 mg Vitamin C pro 100 g Frucht den Vogel ab. Sie ist als Supplement erhältlich.

GRÜNKOHL – DER VITAMIN-C-TOP-LIEFERANT

Grünkohl enthält zweimal so viel Vitamin C wie Zitronen, nämlich über 100 mg Vitamin C auf 100 g Grünkohl. Außerdem reichlich Vitamin A, B und K und viel Calcium. Darum eignet er sich hervorragend bei vegetarischer und veganer Ernährung sowie bei Lactoseintoleranz, wenn also keine oder wenig Milchprodukte bzw. tierische Proteine gegessen werden. Das ist im mittleren Lebensalter wichtig zur Vorbeugung gegen Osteoporose. Grünkohl enthält neben den Vitaminen und Calcium auch große Mengen Ballaststoffe und viele sekundäre Pflanzenstoffe (dazu mehr bei Sirtfood Seite 227). Durch seinen hohen Gehalt an Omega-3-Fettsäuren gilt Grünkohl als Entzündungshemmer und Superfood, s.u. Die ebenfalls enthaltenen Antioxidantien sollen gegen Brust-, Darm- und Eierstockkrebs vorbeugen.

Was viele nicht wissen: Grünkohl kann auch roh verzehrt werden und eignet sich hervorragend als Zutat im grünen Smoothie. Es gibt also mehr als den deutschen Rezept-Klassiker »Grünkohl und Pinkel«.

GRÜNKOHL-SMOOTHIE

- 1 Handvoll Grünkohlblätter
- 2 Kiwis
- 1 Limette
- 1 Banane
- 200 ml gefiltertes Wasser

Alle Zutaten im Mixer zerkleinern und evtl. mit Crushed Ice trinken

GRÜNKOHLCHIPS

— 1 Bund Grünkohl
— 2 EL Olivenöl
— Schale einer halben Zitrone (bio)
— 1 TL Salz (Himalaja)
— 1 Prise schwarzer Pfeffer
— 1 EL Thymian (oder andere Kräuter nach Geschmack)

Backofen vorheizen (auf 100 Grad), von den Grünkohlblättern den Stiel entfernen, die Blätter in kleine Stücke zupfen, waschen und gut trockenschleudern, sonst werden sie nicht knusprig!

Anschließend die Grünkohlblätter in einer Schüssel mit Olivenöl und Kräutern mischen, auf Backpapier einzeln verteilen. Im Backofen 20 bis 30 Minuten backen, ab und zu den Ofen öffnen, dann kann die restliche Feuchtigkeit aus den Chips entweichen, und sie werden schön knusprig.

Was sind eigentlich Superfoods?

Superfoods sind Lebensmittel, die superviele Schutzstoffe bzw. hohe Nährstoffmengen wie Vitamin C oder Zink oder einen Mineralstoff enthalten. Man zählt neben vielen anderen Heidelbeeren, Açai-Beeren, Goji-Beeren oder auch den Kakao dazu. Sie fangen als Antioxidantien freie Radikale ein. In diesem Sinne sind sie besonders gut für die Gesundheit. Na dann: Guten Appetit!

Zink

Zink ist ein Spurenelement, das Haut, Haaren und dem Immunsystem zugutekommt. Viren werden im Laborversuch an ihrer Vermehrung gehindert. Auch für die Hormonproduktion ist

Zink wichtig. Fleisch und Fisch enthalten hohe Mengen Zink, das für den Körper gut verwertbar ist, doch auch als Vegetarier muss man auf Zink aus natürlichen Quellen nicht verzichten: Hafer, Linsen, grüne Erbsen, Sonnenblumenkerne, Eier und Käse enthalten Zink.

Die DGE empfiehlt 10 mg Zink pro Tag. Bei einem Mangel, der sich durch Haarausfall, Appetitlosigkeit und schlechte Wundheilung bemerkbar machen kann, muss ausgeglichen werden. Aber Vorsicht bei Selbstmedikation vor zu hohen Dosen. Zink hat eine niedrige therapeutische Breite, d. h., zu viel tut genauso wenig gut wie zu wenig, denn das kann Bauchschmerzen, Durchfall und Übelkeit verursachen.

Fermentierte Lebensmittel – Kaviar für den Darm

Weltweit fermentiert man »immer schon« Lebensmittel, weil sie dadurch haltbar gemacht werden. Bei der *Fermentation* wird ein Nahrungsmittel durch Bakterien-, Pilz- und Zellkulturen oder Enzyme verändert. Im alten Ägypten stellte man Bier und Brot mittels Hefekulturen her. Gemüse und Fleisch wurden ebenfalls fermentiert, weil es keine Kühlschränke gab.

Weil bei der Fermentation das Lebensmittel nicht erhitzt wird, geht auch nichts verloren. Aber nicht nur Vitamine, Mineralstoffe, Ballaststoffe und Proteine bleiben im Produkt, sondern zugleich entstehen bei der Fermentation »gute« Bakterien wie Lactobazillen und auch Milchsäure.

MILCHSÄURE –
RECHTS- ODER LINKSHERUM?

Man unterscheidet rechtsdrehende L-(+)- und linksdrehende L-(–)-Milchsäure. In vergorenen Milchprodukten entsteht entweder die eine oder die andere, je nachdem, welche Bakterienkulturen im Prozess zugefügt wurden. Die linksdrehende L-(–)-Milchsäure verstoffwechselt der Körper langsamer, rechtsdrehende L-(+)-Milchsäure wird darum oft besser vertragen. Beide sind für den Körper aber gleich gut.

Die Fermentation wird heute außer in der Lebensmittelindustrie (u. a. zur Herstellung von Essig, Käse, Tofu, Aufschnitt, Tee, Kaffee, Whisky, Bier und Wein) auch in der Medikamentenherstellung angewandt, z. B. bei Insulin, Hyaluronsäure und Penicillin.

Für uns sind fermentierte Lebensmittel ganz klar das Superfood Nr. 1.

Sie
- enthalten große Mengen an Vitamin B12 und sind darum in einer veganen und vegetarischen Küche unverzichtbar
- senken den Cholesterinspiegel
- sind antioxidativ
- sind antientzündlich
- sind antithrombotisch (d. h. halten das Blut flüssiger, wirken gegen Blutgerinnsel)
- unterstützen das Immunsystem
- sättigen, fördern die Verdauung, verhindern Blähungen
- unterstützen die Aufnahme von Eisen aus der Nahrung

UNSERE FF:
FERMENTIERTE FAVORITES

Sauerkraut – der Vitamin-C-Booster

Fermentierter Weißkohl wird zu Sauerkraut, siehe Rezept gegen-
über. Mehr Vitamin C, Eisen, Folsäure, Ballaststoffe und Milchsäurebakterien gehen kaum. Aber unbedingt frisch und kalt essen!

Joghurt

Milchsäurebakterien, hier seid ihr. Als Bio-Naturjoghurt aus dem
Glas, lieber ohne Früchte, dann schmuggelt sich kein Zucker-
oder Zusatzstoff ein. Bei Laktoseunverträglichkeit empfehlen wir
Joghurt aus Mandel- oder Kokosmilch. Aber Vorsicht: Die sind per
se kalorienreicher.

Kambucha

Prickelnd kommt dieses fermentierte, kohlensäurehaltige Getränk
aus grünem oder schwarzem Tee in vielen Geschmacksrichtungen
daher. Neben den gesunden Bakterien enthält Kambucha wertvolle Nährstoffe wie Folsäure und Eisen.

Kimchi

Dieses koreanische Nationalgericht wird aus fermentiertem
Chinakohl, Ingwer, Knoblauch, Rettich und anderen Gemüse-
sorten hergestellt. Ballaststoffe, Vitamin A, B, C, Proteine,
Aminosäuren und Mineralien garantiert.

Soja (Misosuppe)

Wir essen nur dann Soja, wenn es aus biologischem, umwelt-
verträglichem Anbau stammt und nicht für unseren Genuss der
halbe Regenwald im Amazonasgebiet dran glauben muss.
Wird Soja fermentiert, nennt man es Tempeh.

Wer liebt nicht die einfache, so gesunde Misosuppe, die aus
einer Paste aus fermentierten Sojabohnen zubereitet wird.
Gesund ist sie auch noch, dank der vielen Mineralien und Mikro-
ben. Aus geronnener Sojamilch wird Tofu hergestellt. Er ist reich
an pflanzlichem Eisen, Vitamin B6, Calcium und Folsäure.

SAUERKRAUT SELBST GEMACHT

- 1 mittelgroßer Weißkohl
- 200 ml Wasser
- 15 g Salz
- 3 Lorbeerblätter
- 1 Prise Kümmel
- 2 EL Wacholderbeeren

Weißkohl waschen, den Strunk und die äußeren Blätter entfernen, den Kohl raspeln. Den Boden einer Schüssel mit einem Drittel der geraspelten Kohlblätter bedecken, etwas Salz hinzufügen und mit einem Holzlöffel kräftig durchstampfen. Für die nächste Schicht ein weiteres Drittel vom Kohl darauflegen, mit Salz betreuen und stampfen. Auf die letzte Schicht die Gewürze geben. Das Kraut in sorgfältig gereinigte Einweckgläser füllen. Es sollte vollständig mit der durch das Stampfen entstandenen Flüssigkeit bedeckt sein, ist diese zu wenig, dann Wasser nachfüllen. Das ist wichtig für den Gärungsprozess. Die Gläser fest verschließen.

Im geschlossenen Einmachglas entwickeln sich die Bakterien, die die im Zellsaft enthaltenen Nährstoffe zersetzen. Nach drei bis sechs Wochen ist der Gärungsprozess abgeschlossen. Je länger man das Sauerkraut ziehen lässt, desto intensiver ist sein Geschmack. Sauerkraut ist im Glas ungeöffnet bis zu zwei Jahre haltbar.

Ballaststoffe für eine schlanke Figur und ein starkes Immunsystem

Was ein irreführender Name! Ballast ist an Ballaststoffen gar nichts, außer dass sie glücklicherweise schwerer verdaulich sind als manch andere Lebensmittel und es darum bis in den Dickdarm schaffen. Dort stürzen sich die Darmbakterien auf ihr Lieblingsfutter: Gemüse, Nüsse und Getreide sowie resistente Stärke (eine Form von Stärke, die für den Darm nahezu unverdaulich ist, wie gekochte und anschließend gut abgekühlte Kartoffeln). Ballaststoffe wirken Wunder, wenn es um die Verdauung geht. Außerdem sorgen sie dafür, dass Giftstoffe schneller ausgeschieden und Hormone balanciert werden, siehe Kapitel 4.

Wer sich ballaststoffreich ernährt, schützt seinen Körper gegen Fettstoffwechselstörungen, Übergewicht, Bluthochdruck, koronare Herzkrankheit und Tumore im Dickdarm. Empfohlen werden täglich 30 Gramm.

Und sie helfen beim Abnehmen. Wie bereits oben erwähnt, haben übergewichtige Menschen ein anderes Mikrobiom. Man könnte auch sagen, für die »guten« Darmbakterienstämme gab es zu wenig Ballaststoffe zu essen. Eine Ernährungsumstellung zugunsten von mehr Ballaststoffen kann sich darum langfristig positiv auf das Gewicht auswirken. Je nachdem, was wir essen, sind unterschiedliche Bakterienstämme aktiv. Es gibt welche, die eher Kohlenhydrate aus Gemüse verstoffwechseln, und andere, die sich auf reinen Zucker stürzen. Oder Bakterien, die Fettsäuren wie Buttersäure selber fressen oder die Fettsäuren an die Körperzellen und bei einem Überangebot an die Fettzellen weiterreichen.

GEMÜSEKILOS SAMMELN, IHR ZIEL SIND 700 GRAMM PRO TAG:

- Gurke: 800 g
- Cherrytomaten: 5 Stück 100 g
- Aubergine: 600 g
- Paprika: 400 g
- Karotte: 100 g
- Fenchelknolle: 400 g
- Brokkoli klein: 300 g
- Avocado: 150 g
- Selleriestange: 40 g
- 2 Blätter Grünkohl: 40 g
- 1 kleiner Spitzkohl: 1000 g
- Ingwer daumengroßes Stück: 25 g
- Zucchini: 250 g
- Hokkaido-Kürbis: 1000 g

TIPP: Auf mehr als 700 g Gemüse am Tag zu kommen ist gar nicht schwer. Man kann schon einiges morgens in einem frischen Smoothie »versenken«, zwischendurch ein Rohkost-snack und/oder abends Gedünstetes. Lecker. Abwiegen der Portionen motiviert, und man ist erstaunt, wie schnell man Gemüsekilos sammeln kann.

UNSERE VITAMIN- UND BALLASTSTOFF-TURBOS

Gemüse	Hülsenfrüchte	Obst
Rotkohl, Wirsing, Rosenkohl, Grünkohl, Brokkoli, Rucola, Kresse, Radieschen, Schwarzwurzel, Topinambur, Rote Bete, Artischocke, Möhren, Fenchel, Kartoffel, Süßkartoffel, Steckrübe, Kürbis, Spinat, Chicorée (enthalten den Vielfachzucker Inulin, den die Darm-bakterien lieben, plus Bitterstoffe, die das Hungergefühl dämpfen)	Erbsen, Kichererbsen, Bohnen, Sojabohnen, Linsen	Beeren, Kumquat, Orangen, Kiwi, Trockenfrüchte (allerdings hier Vorsicht vor zu vielen Kalorien, sie enthalten hohe Mengen Fruchtzucker), Apfel, Birne, Pfirsich, Nektarine, Aprikose, Pflaume
	Getreide	**Nüsse und Kerne**
	Hafer, Dinkel, Roggenvollkorn-schrot und -mehl, Weizenvollkorn-schrot und -mehl, Grünkern, Gerste, Amaranth, Leinsamen	Walnuss, Haselnuss, Pistazie, Sesam, Erdnuss, Sonnenblumen-kerne

SUPERFOOD: HAFER

Hafer? Ja, Hafer! Aufgrund seines hohen Ballaststoffgehalts ist Hafer das perfekte Bakterienfutter und damit ein Präbiotikum. Außerdem ist er reich an Beta-Glucanen. Diese Mehrfach-Glukose-Moleküle sind als Immunmodulator bekannt, d. h. sie beeinflussen das Immunsystem positiv. Weiterhin senken sie den Cholesterinspiegel u. a. dadurch, dass sie Gallensäuren im Darm binden. Beta-Glucane scheinen auch bei Heuschnupfen sinnvoll, weil sie entzündungs- und allergiehemmend wirken. Hafer normalisiert darüber hinaus den Blutzucker und empfiehlt sich bei Insulinresistenz. In Studien nahmen durch regelmäßigen Haferverzehr, z. B. als Porridge, übergewichtige Menschen ab; auch langfristig stabilisierte sich das Gewicht. Bei Probanden mit einer Fettleber regenerierte sich die Leber.

We love Barista Hafermilch! ♥

PORRIDGE
für eine Portion (430 kcal)

- 4 EL Vollkorn-Haferflocken
- 250 ml Wasser
- 1 TL Chia-Samen
- 1 EL gehackte Mandeln
- 1 EL geschälter Hanfsamen
- 1 Prise Zimt
- 100 g Obst nach Wahl (z. B. Beeren, Apfel)

Mandeln in der Pfanne rösten, Haferflocken mit den Samen, dem Zimt und dem Wasser in einen Topf geben und unter Rühren aufkochen. Obst waschen und mit den Mandeln hinzufügen.

Nutrigenomic

Nutrigenomic beschreibt die Wechselwirkung zwischen Nährstoffen und Genen. Denn mit den Nährstoffen aus dem, was Sie
essen und trinken, können Sie auf Ihre DNA Einfluss nehmen.
Durch Ihre Ernährung und die darin enthaltenen »Wirkstoffe«
bestimmen Sie quasi selbst, welche Gene an- und abgeschaltet
werden, und dadurch in der Folge, welche Eiweiße und Enzyme
gebildet werden. Stark vereinfacht könnte man auch sagen: Die
richtige Nahrung kann ebenso stark wirken wie Medizin! Daher
ist es so wichtig, dass sie ganz natürlich bio und für den Körper
in seiner Zusammensetzung gut ausgewählt ist.

Anti-Aging durch den Darm

Erstaunlich, aber wahr: Weniger Essen bedeutet
ein größeres Mikrobiom im Darm. Denn selbst
bei einer moderaten Diät vermehren sich die
Super-Bakterien. Forscher der Washington University verordneten übergewichtigen Probanden
eine Höchstmenge an Kilokalorien (1500 für Frauen
und 1800 für Männer) über ein Jahr. Im Stuhl ließ sich schließlich nachweisen, dass im Laufe der Studie die Menge der Bacteroidetes-Bakterien zunahm und die der Firmicutes ab (mehr
über das wichtige Verhältnis dieser beiden Bakterienstämme
auf den Seiten 39 und 229).

Gönnt man dem Darm Ruhe, so gleicht das einem Frühjahrs-
putz. Ausmisten, was wegkann, in der hintersten Ecke Staub
wischen, durchlüften. Intervallfasten führt im Dünndarm zu einem sogenannten »Housekeeper-Reflex«. Die Darmperistaltik,
die wellenförmigen Bewegungen, die normalerweise die Nahrung weiter Richtung Dickdarm befördern, werden zum eigenen Hausputz verwendet. Da keine Nahrung weitertransportiert

werden muss, kann der Darm sich um sich selber kümmern. Ihm kommen in jedem Fall regelmäßige Essenspausen zugute. Es liegt nahe, dass sich Intervallfasten positiv auf Darmerkrankungen auswirkt.

Intervallfasten für ein langes Leben

Wie der Name sagt, schafft man sich eine Zeit/ein Intervall, in dem man nichts isst, null, niente, nada. Optimalerweise sollten das 14 bis 16 Stunden am Tag sein. Das kriegt man hin, indem man ein frühes Abendessen zu sich nimmt und das Frühstück am nächsten Morgen ausfallen lässt oder umgekehrt. In Kapitel 4 erklären wir, warum man bei einer Nebennierenerschöpfung nicht aufs Frühstück verzichten sollte, in dem Fall also besser das Abendessen canceln.

Das gute *Dinner Cancelling* erscheint auch unter der epigenetischen Lupe noch einmal in ganz neuem Licht. Der Alters- und Longevity-Forscher Valter Longo ist aufgrund seiner Studien an Mäusen davon überzeugt, dass Fasten lebensverlängernd ist. Er hat dies bis auf Zellebene verfolgt. Tierisches Eiweiß und Zucker fördern ungünstigste Wachstumshormone wie Insulin, IGF-1 und weitere Signalstoffe, die Alterungsprozesse fördern. Sie tragen Namen wie PKA, RAS, mTor.

Beim Fasten sinken ihre Konzentrationen ab. Ob Heilfasten über mehrere Wochen oder auch tägliches Intervallfasten: Der Stoffwechsel wird angekurbelt, der Fettabbau gefördert, das Herz wird entlastet, Zellreparaturvorgänge wirken wie ein Jungbrunnen.

Und das Mikrobiom freut sich auch, denn es hat endlich mal Zeit, sich um sich selbst zu kümmern. Wichtige Mikrobenstämme erholen und vermehren sich während der Essenspausen, beobachtet wird eine größere Artenvielfalt bei Menschen, die intervallfasten. Darum empfiehlt sich Fasten insbesondere bei Autoimmunerkrankungen.

Beauty von innen: Öle

Die ägyptische Königin Kleopatra schwor auf Bäder mit Eselsmilch für eine seidenweiche Haut. Wir sind Fans von Ölen, denn sie versprechen Schönheit von innen und außen. Gerade das Mikrobiom liebt pflanzliche Öle über alles. Ob Olivenöl, Rapsöl, Leinöl oder Hanföl, sie alle sind reich an Alpha-Linolsäure, einer antioxidativen Säure. Ungesättigte Öle (Olivenöl) sind gesättigten Ölen (Kokosöl, gehärtete Pflanzenöle) vorzuziehen.

Omega 3 oder Omega 6?

Balance ist wieder einmal alles, auch bei den essenziellen Fettsäuren, die der Körper nicht selbst herstellen kann, sondern über die Nahrung aufnehmen muss. Diese sind entzündungshemmend, allerdings ist die Omega-6-Fettsäure zugleich good guy und bad guy. Isst man mehr Omega 6 als Omega 3, dann überwiegt bei Omega 6 die entzündungsfördernde Wirkung. Obwohl man sie also unbedingt benötigt, sollte man nicht zu viele Omega-6-reiche Samen essen und auf Fertiggerichte verzichten, denen häufiger die besser haltbaren Omega-6-Fettsäuren zugesetzt sind als die schnell ranzig werdenden Omega-3-Fettsäuren. Omega-3-reich sind u. a. grünes Gemüse, Chiasamen, Leinsamen, Lein- und Walnussöl und natürlich wild gefangener Fisch sowie Fleisch von Weide- und Wildtieren. Für die ausreichende Aufnahme eignen sich auch Supplements.

OMEGA-3-HALTIGE
LEBENSMITTEL

Fisch: Schellfisch, Thunfisch, Makrele, Lachs, Forelle, Sardine

Speiseöle: Rapsöl, Hanföl, Leinöl, Walnussöl, Perillaöl, Chiaöl

Gemüse: Rosenkohl, Spinat, Bohnen, Avocado

Nüsse und Samen: Chia-Samen, Leinsamen, Walnüsse, Mandeln

Soja

FISCH

Fisch als guter Omega-3-Lieferant reduziert das Risiko für Herz-Kreislauf-Erkrankungen sowie Diabetes Typ 2. Wild gefangener Fisch gilt als gesünder als Zuchtfisch. Aber Vorsicht: Durch die Verschmutzung der Meere enthalten viele Fischsorten vermehrt Quecksilber und Mikroplastik, das wir dann mitessen, wodurch wir unser Mikrobiom gefährden. Auf hoher See gefangener Alaska-Seelachs, Kabeljau und Schellfisch, Makrele, Sardine, Hering gelten laut Verbraucherzentrale als wenig schadstoffbelastet.

Aal, Dorade und Lachs aus Aquakultur werden dagegen als sehr belastet bewertet. Allerdings sollte man bei jedem Fisch auf den Herkunftsort, die Fangart und – wenn die Fische aus Zuchtanlagen stammen – auf Bioqualität achten. So ist gegen unseren Lieblingsfisch aus Biohaltung ab und zu nichts einzuwenden. Diese garantiert, dass die Fische genügend Raum haben, nicht mit Antibiotika oder anderen Medikamenten behandelt wurden und Biofutter bekommen. Das schlägt sich dann allerdings verständlicherweise auch auf den Preis nieder.

MEDITERRANES FISCHFILET MIT OLIVEN
(für 2 Personen)

— 200 g Lachsfilet ohne Haut
— eine Handvoll schwarze Oliven
— 1 Zitrone (bio)
— 2 EL Olivenöl
— 150 g Süßkartoffeln
— 400 g Brokkoli
— Salz/Pfeffer/Rosmarin

Die Süßkartoffeln schälen und in Scheiben schneiden. Brokkoli waschen und die Röschen vom Strunk abschneiden. Wer den besitzt, einen Topf mit Dämpfeinsatz nehmen (15 bis 20 Minuten in Salzwasser dämpfen), alle anderen blanchieren den Brokkoli nur 10 Minuten kurz in gesalzenem Wasser. Die Zeit richtet sich nach der »Al-dente«-Vorliebe.

Ofen auf 200 Grad vorheizen, eine ofenfeste Form mit Olivenöl einpinseln, die Kräuter hineingeben und den Lachs darauflegen. Mit dem Saft einer halben Zitrone, Salz und Pfeffer würzen. Die andere Zitronenhälfte in Scheiben schneiden und auf den Lachs legen. Mit Oliven garnieren. 15 Minuten garen.

Olivenöl

Es ist reich an dem entzündungshemmenden Oleocanthal sowie an einem Stoff, der das fettaufbauende Enzym Fettsäuresynthase hemmt. Verzichten Sie darum nicht auf pflanzliche Öle, wenn Sie abnehmen wollen.

Wir empfehlen ungefiltertes, trübes Öl, denn es ist sehr nährstoffreich. Kalt gepresstes Olivenöl sollte man für Salate verwenden oder zum Dippen und nicht über 180 Grad erhitzen. Wer gerne mediterran kocht, sollte das beim Braten bedenken, denn es können sich giftige Verbindungen entwickeln.

Leinöl

Es wirkt innerlich entzündungshemmend. Wir empfehlen 1 TL morgens im Müsli, Porridge oder mittags unter den Salat gemischt. Äußerlich angewandt wirkt Leinöl desinfizierend und verbessert die Hautdurchblutung.

Sesamöl

Es ist ein wichtiges Heilöl in der ayurvedischen Lehre: Es kurbelt den Stoffwechsel an und fördert den Lymphfluss. Äußerlich angewandt, sorgt es für einen weichen Teint, wenn man ein paar Tropfen in die Hautcreme mischt.

Argan- und Traubenkernöl

Sie sind Anti-Aging-Wunder. Sie haben einen schützenden Effekt bis auf Zellmembranebene, ziehen schnell ein, nähren die Haut lang anhaltend und wirken glättend. Leider sind gute Öle schwer zu bekommen und aufgrund der aufwendigen Herstellung nicht billig.

Nachtkerzenöl

Es ist die preiswertere Alternative von Arganöl, es bewirkt, dass gerade reifere Haut Feuchtigkeit besser speichert, und wirkt darum glättend und regenerierend.

AYURVEDISCHES ÖLZIEHEN

Öl im Mund hin und her gurgeln noch vor dem Zähneputzen ist ein tägliches Gesundheitsritual aus dem Ayurveda. Dadurch wird die Verdauung schon vor dem Frühstück angekurbelt. Bewiesen ist, dass Ölziehen Bakterien im Mund vorbeugt und damit vor Mundgeruch und Parodontose schützt.

So geht's:

Nehmen Sie je einen Schluck Kokos-, Sesam-, Zitronengras- oder Olivenöl in den Mund und bewegen es in den Backen zwei bis drei Minuten hin und her.

- Kokosöl beugt kariesbildenden Bakterien vor
- Sesamöl beugt Zahnfleischentzündung vor
- Olivenöl reinigt den Mund und auch die inneren Organe
- Zitronengrasöl beruhigt die Nerven
- Australisches Teebaumöl wirkt antibakteriell

Versuchen Sie auch, das Öl zwischen den Zahnzwischenräumen durch zu gurgeln. Steigern Sie die Zeit, anfangs werden es 20 Sekunden sein, dann schmerzen schon die Kiefergelenke, Profis schaffen bis zu 20 Minuten, 5 Minuten sind irgendwann auch gut. Spucken Sie anschließend das Öl aus, putzen Sie sich erst dann die Zähne.

SELF-CARE
für Darm und Seele

Yoga

Für das Mikrobiom und den Darm eignet sich Yoga als Entspannungsmethode hervorragend. Wir stellen hier zwei Übungen vor für eine gesunde Verdauung.

Die Kobra (Bhujangasana)

Legen Sie sich auf den Bauch, die Beine sind gestreckt und liegen eng aneinander. Setzen Sie die Handflächen neben den Rippenbögen auf. Ausatmen und den Bauch Richtung Wirbelsäule ziehen, einatmen, Kopf und Schultern anheben.

Dabei ist es wichtig, dass der Kopf in der Verlängerung der Wirbelsäule gehalten wird und die Schultern nach hinten und unten tendieren. Die Brust will nach vorne raus. Sie stützen sich dabei nicht auf die Hände, im Gegenteil: Wenn es Ihnen möglich ist, versuchen Sie, die Hände neben den Schultern einige Zentimeter anzuheben und zu halten. Die Kraft kommt aus Rücken und Bauch. Dadurch werden bei der Kobra die unteren Bauchorgane (Dickdarm, Geschlechtsorgane) leicht massiert. Das regt den Darm an und hilft bei Verdauungsproblemen (Verstopfung).

Sitzende Vorbeuge (Paschimottanasana)

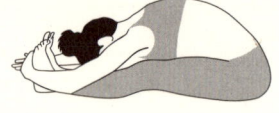

Setzen Sie sich mit geradem Rücken und gestreckten Beinen auf die Matte.
Die Sitzbeinhöcker tief in den Boden drücken, die Schultern nach unten und den Bauchnabel nach innen ziehen. Mit der nächsten Einatmung die Zehen zum Körper heranziehen, mit der Ausatmung die Beinrückseite und die Knie in die Matte drücken. Den aufgerichteten Oberkörper aus der Hüfte heraus nach vorne beugen. Dabei die Streckung im unteren Rücken nicht verlieren. Sobald Sie den Punkt erreicht haben, an dem Sie die Streckung nicht mehr halten können, legen Sie die Hände entspannt vorne ab. Die einen können die Füße umfassen, andere legen die Hände einfach neben die Schienbeine. Tief in den Bauch atmen und mit jedem Atemzug die Dehnung verstärken und den Oberkörper etwas mehr nach vorne neigen. Diese Übung regt die Bauchorgane und damit die Verdauung an.

Positiv affirmieren
Das Gehirn hat die Tendenz, sich eher Schwierigkeiten vorzustellen, darum machen wir uns Sorgen und grübeln unentwegt

über (eventuell unbegründete) Ängste. Diese Einstellung war evolutionsbiologisch betrachtet sinnvoll und sicherte viele Jahrtausende lang das Überleben: Wer ist Freund, wer ist Feind? Womit muss ich rechnen, wie kann ich mich schützen?

Heutzutage müssen sich glücklicherweise die meisten Menschen keine überlebenswichtigen Gedanken mehr machen. Wo sie übernachten und woher die nächste Mahlzeit kommt, ist geklärt und damit können negative Gedanken viel Raum einnehmen. Umgekehrt lindert eine positive Einstellung Schmerzen und stärkt die Immunabwehr.

Beobachten Sie Ihren Bauch, denn er ist Ihrem Gehirn voraus. Bruchteile von Sekunden, bevor wir rational denken, fühlt der Bauch – und meist das Richtige. Beobachten Sie, wie der Bauch in bestimmten Situationen reagiert:

Fühlt sich eine Lebenssituation – privat oder beruflich – schon länger nicht mehr richtig an? Drücken Enttäuschung oder Traurigkeit auf den Magen? Löst eine Bemerkung bei Ihnen Übelkeit aus? Reagieren Sie auf Stress mit Durchfall?

Wenn hier Zusammenhänge zu erkennen sind, dann versuchen Sie diese Situation zu antizipieren. Wie könnten Sie das nächste Mal reagieren, antworten, sich schützen oder auch vermeiden, in eine ungute Gelegenheit hineinzurasseln? Um auf den Tag X vorbereitet zu sein, analysieren Sie das nächste Mal, wenn Ihr Bauchgefühl sich zu Wort meldet, die aktuelle Situation:

Wer tut Ihnen gut, worunter leiden Sie, wovon sind Sie nicht überzeugt, womit ginge es Ihnen besser? Hätte in dieser Situation ein zurechtgelegter Satz Ihnen geholfen?

»Ich kann die zusätzliche Arbeit nicht übernehmen. Ich sitze noch am Projekt XY«

oder: »Ich möchte nicht das ganze Wochenende mit deinen

Freunden verbringen, ich benötige einen Tag für mich. Die Woche war anstrengend.«

Oft gilt es, sich gegen zu viel Fremdbestimmung zu wehren. Es ist IHRE Zeit, IHRE Meinung und IHR Bauch! Lassen Sie sich Ihr Leben nicht zu sehr aus der Hand nehmen, das macht die meisten Menschen unzufrieden, wenn nicht sogar krank.

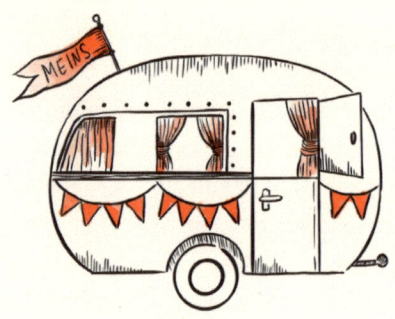

Frauen brauchen ein Refugium

Sorgen Sie für Luft in zweierlei Hinsicht: Zeit und Raum. Es wäre wünschenswert, wenn mindestens eine Stunde am Tag Ihnen gehören würde und Sie in dieser Stunde niemand ansprechen, anrufen oder stören dürfte. Versuchen Sie unbedingt, diese Stunde für sich zu realisieren. Diese Auszeit kommt Ihnen und Ihrer Gesundheit doppelt und dreifach zugute.

In der freigeschwommenen Zeit machen Sie, was Sie wollen. Wenn Sie auf dem Bett liegen und aus dem Fenster schauen oder vom Sofa aus dem Vogelgezwitscher zuhören, ist das genauso in Ordnung, wie wenn Sie die Zeit »sinnvoll« nutzen und eine Runde joggen gehen oder eine Freundin treffen.

Wir möchten Ihnen auch einen Rückzugsort sehr ans Herz legen. Dies sollte wirklich ein Raum sein, ein Zimmer, das Sie abschließen können, oder, wenn das nicht geht, zumindest eine Lese- oder Meditationsecke. Wenn Sie in Ihrem Raum sind, darf Sie niemand stören. Möglicherweise dauert es, bis Ihre Lieben dies verstehen und respektieren. Bleiben Sie beharrlich, immer wieder, denn irgendwann wird dieser Raum akzeptiert werden, und Sie können Ihren »Freiraum« genießen. Wenden Sie sich in den ersten Minuten liebevoll Ihrem Bauch zu. Wenn Sie Kinder geboren haben, erinnern Sie sich an Ihre Schwangerschaft – wie oft haben Sie damals Ihren Bauch liebkost. Denken Sie an die vielen winzigen Darmbakterien, und schmunzeln Sie, wenn Sie Ihren Bauch massieren. Diese »Streichelnachricht« erfreut mit Sicherheit den auf Hochtouren laufenden Betrieb in Ihrem Mikrokosmos. Möglicherweise halten seine 100 Billionen Bewohner für eine Minisekunde inne, schauen nach »oben« und denken sich: »Hey Leute, ist das nicht herrlich?«

SKB: »Es hat viel Geduld, Klarheit und auch Sturheit benötigt, bis ich meinen ganz persönlichen Ruheort nur für mich hatte. Heute bleibt die Tür zu (es gibt kein abschließbares Schloss in der Tür), und wenn doch jemand sie öffnet, lasse ich mich beim Meditieren, Lesen oder bei dem, was ich sonst tue oder nicht tue, nicht mehr unterbrechen. Meistens kündige ich meinen Rückzug in meinen Ruheort an. Wenn niemand zu Hause ist und der Heimkehrer mich rufend sucht, lasse ich mich davon nicht mehr aus der Ruhe bringen, denn der andere sieht ja schnell, dass die Tür geschlossen ist. Ich antworte also nicht. Das klingt sehr unsozial innerhalb der Familie, ist es aber nicht. Für das innerliche Zur-Ruhe-Kommen ist es entscheidend, dass Körper und Geist wissen, dass sie ihre absolut ungestörte

Zeit erhalten. Wissen sie (man) das nicht, hört man doch immer mit einem Ohr, ob sich draußen etwas regt, man gebraucht wird usw. Wie soll man sich da entspannen?«

Zusammenfassung:

LESS **Zusatzstoffe, Mikroplastik, Alkohol und Stress**

Health-Care **für den Darm bieten FODMAP, fermentierte Lebensmittel, Ballaststoffe, Superfood Hafer, Vitamin C und Zink. Pflanzliche Öle und Omega-3-Fettsäuren sorgen für Longevity und Schönheit.**

Wenn Sie sich noch die nötige Luft verschaffen (atmen) – gibt es einen Lieblingsort, den Sie nur für sich einrichten? –, haben Sie schon die Basis für Re-Power geschaffen.

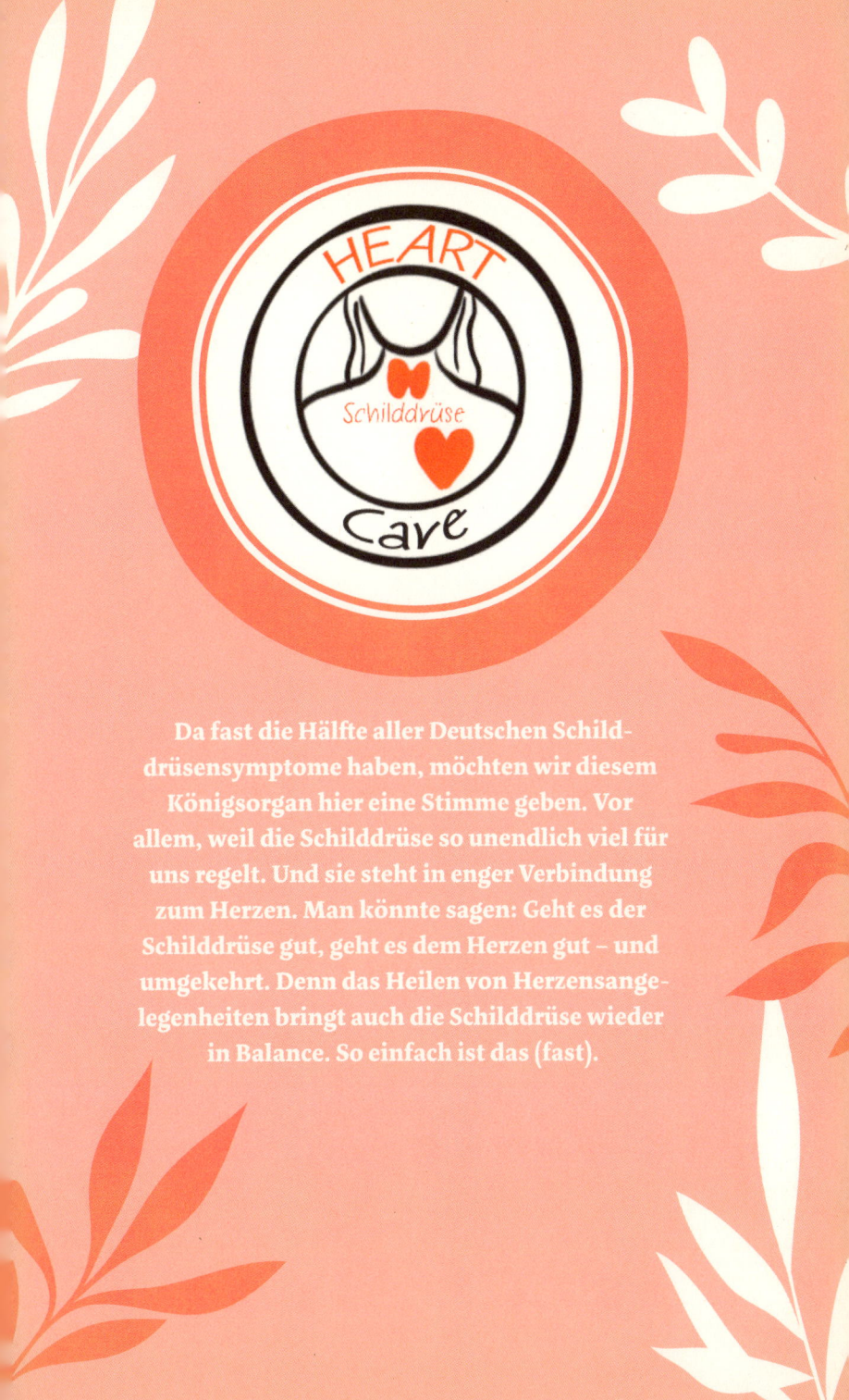

Da fast die Hälfte aller Deutschen Schild-
drüsensymptome haben, möchten wir diesem
Königsorgan hier eine Stimme geben. Vor
allem, weil die Schilddrüse so unendlich viel für
uns regelt. Und sie steht in enger Verbindung
zum Herzen. Man könnte sagen: Geht es der
Schilddrüse gut, geht es dem Herzen gut – und
umgekehrt. Denn das Heilen von Herzensange-
legenheiten bringt auch die Schilddrüse wieder
in Balance. So einfach ist das (fast).

Kapitel 2

HEART-CARE:
Wie wir über die Schilddrüse unser Herz stärken

I m letzten Kapitel ging es um den Darm und Health-Care als Basis für alles. Jetzt möchten wir uns der zweiten wichtigen Achse Schilddrüse – Herz zuwenden.

Diese zu stärken kann ein wichtiger Schritt zu einer tiefgreifenden Heilung sein. Nicht umsonst bietet gerade bei der Behandlung der Hashimoto-Thyreoiditis die funktionelle Medizin, die immer wieder auf die *root cause* (die eigentlichen Wurzeln) einer Erkrankung hinweist, eine erfolgversprechende Therapie.

Denke ich an meine Schilddrüse, wird mir warm ums Herz

Wer braucht ein Schmetterlings-Glückskettchen, wenn man einen »echten« Schmetterling im Hals trägt? Als kleines, schmetterlingsförmiges Organ unter dem Kehlkopf sorgt die Schilddrüse dafür, dass wir energiegeladen, guter Laune, quirlig und schlank sind. Darum lieben wir dich, du wundervolle Schilddrüse. Weil du uns auf Trab hältst, unseren Stoffwechsel managst, uns wohlig warm sein lässt, für glänzende, füllige

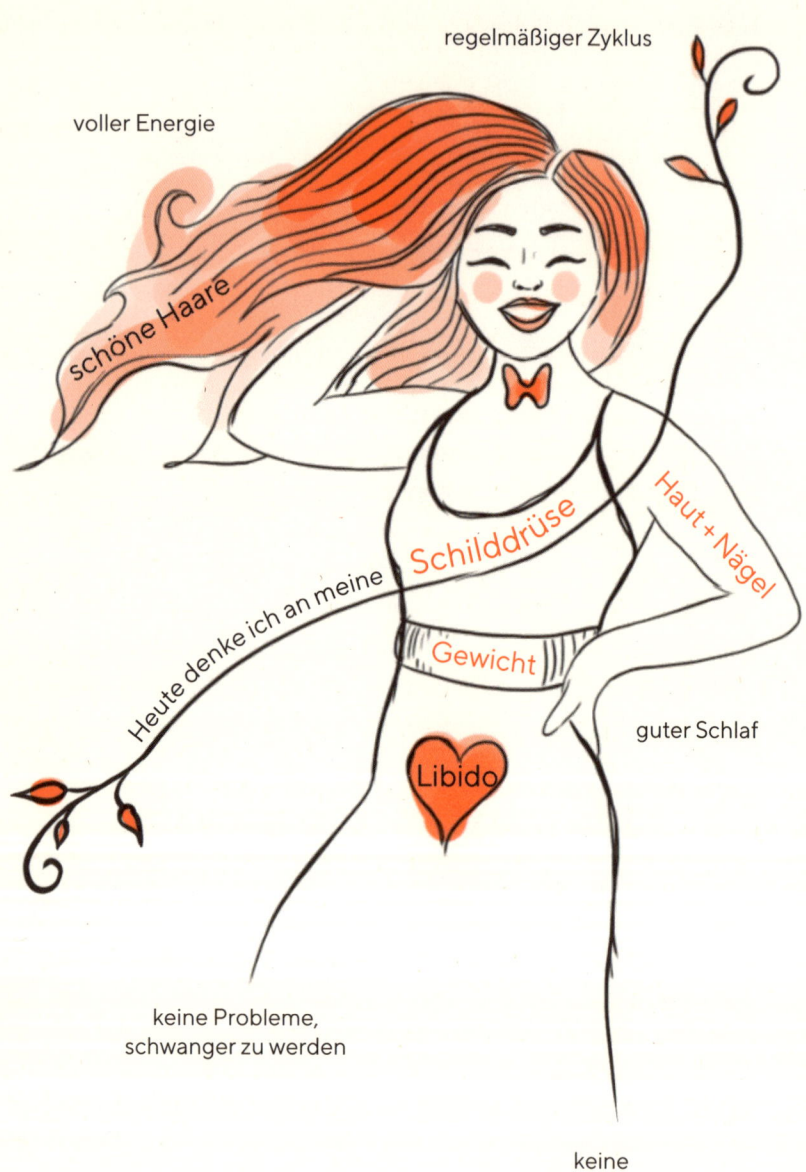

Klar und gut gelaunt

regelmäßiger Zyklus

voller Energie

schöne Haare

Heute denke ich an meine

Schilddrüse

Haut + Nägel

Gewicht

guter Schlaf

Libido

keine Probleme,
schwanger zu werden

keine
Gelenkschmerzen

Haare und starke Nerven, gut geformte Muskeln und straffes Bindegewebe sorgst, unserer Seele schmeichelst, uns glücklich und energiegeladen liebst, uns klar und schnell im Kopf sein lässt und uns schöne erotische Stunden ermöglichst. Wenn wir schwanger werden möchten, spielst du eine entscheidende Rolle. Und noch so vieles Tolles mehr.

Wir stellen uns vor, dass du ein Zitronenfalter oder ein Admiral bist, so sensibel und zart nehmen wir dich wahr. Solange deine Flatterhaftigkeit nicht außer Balance gerät ...

Umarmungsmeditation Schilddrüse (Chin-Lock)

In der anthroposophischen Medizin ist die Schilddrüse das Organ, das am engsten mit unserer Seele in Verbindung stehen soll. Starke seelische Belastungen und emotional berührende Lebensereignisse werden darum mit dem Auslöser für Schilddrüsenerkrankungen in Zusammenhang gebracht (Stichworte: Stress! Cortisol! Immunsystem!). Geben wir unserem Schmetterling also ganz bewusst die Aufmerksamkeit, die er verdient.

Die *Chin-Lock-Übung* eignet sich dafür hervorragend:

Nehmen Sie Ihre bevorzugte Meditationshaltung ein oder setzen oder legen Sie sich einfach bequem hin, und atmen Sie einige Atemzüge tief ein und aus. Halten Sie beim Einatmen die Luft an, und nehmen Sie das Kinn auf die Brust. Zehn Sekunden in dieser Position bleiben, dann langsam und sanft den Kopf heben bis zur Ausgangsposition. Langsam durch die Nase ausatmen. Spüren Sie einige Atemzüge nach. Fünfmal wiederholen.

Wenn wir allerdings unsere gute Laune vermissen, wenn wir uns Sorgen machen über die Kilos, die wir zugenommen haben und die überhaupt keine Anstalten machen, wieder zu verschwinden – egal wie viel Sport wir treiben oder wie lange wir schon auf jedes köstliche Dessert verzichten –, wenn unser Herz immer wieder rast oder unregelmäßig schlägt, wir müde und abgeschlagen sind und nicht wissen, warum, dann können die Schilddrüsenhormone aus der Balance geraten sein. Sie sind es, die den Stoffwechsel am stärksten beeinflussen und neben den Geschlechtshormonen auch unseren Gemütszustand. Das können Depressionen, Unruhe, Angst und Traurigkeit sein. In der Tat treten Schilddrüsenerkrankungen oft nach traumatischen Situationen und massiven Stressreaktionen auf.

Schilddrüsenhormone T1, T2, T3 und T4 werden in der Schilddrüse (Glandula thyroidea) produziert. Sie enthalten Jod. Die Nummerierung 1 bis 4 spiegelt die Anzahl der Iod-Atome. In der Schilddrüse wird auch das Hormon Calcitonin gebildet, das den Calciumspiegel im Blut senkt. T4 ist mit Abstand das am meisten hergestellte Hormon und macht 90 Prozent der Schilddrüsenhormone aus. T3 wird nur zu circa 10 Prozent als aktives Hormon gebildet, kann aber im Darm und in der Leber aus T4 umgewandelt werden. Beide Hormone beeinflussen jede Körperzelle 24/7. Unser Königsorgan »SchmetterKING« schläft also nie. Es sorgt dafür, dass

- das Herz schneller schlägt,
- der Blutdruck steigt,
- die Gefäße geweitet werden,
- uns richtig warm wird,
- Denkleistung und Hirnfunktion gut sind,
- dem gesamten Stoffwechsel (Zuckerstoffwechsel, Fettstoffwechsel) und der Verdauung Beine gemacht werden.

Gerät die Schilddrüse aus der Balance, dann entwickelt sich am häufigsten eine Schilddrüsenunterfunktion. Das sieht dann so aus:

Hashimoto

Erkrankungen der Schilddrüse haben in den letzten Jahren rasant zugenommen. Man geht davon aus, dass bis zu 10 Prozent aller Deutschen an einer Hashimoto-Thyreoiditis, einer Autoimmunerkrankung der Schilddrüse, leiden. Sie ist die häufigste Autoimmunerkrankung. Das Fatale: Es gibt eine Dunkelziffer von 70 Prozent!

Ursache für eine Hashimoto ist ein fehlgeleitetes Immunsystem – ein immer häufigeres Phänomen, das in der Medizin beobachtet werden kann. Mittlerweile steht die Schilddrüse mehr und mehr im Fokus. Trotzdem rutschen viele Patienten durch das Raster. Die Therapie ändert sich leider recht langsam. Es wird nach wie vor fast ausschließlich ein Medikament verordnet, das eine inaktive Form des Schilddrüsenhormons beinhaltet. Damit ist es aber in vielen Fällen nicht getan. Denn auch wenn sich die Laborwerte verbessern, fühlen sich die Patienten (auch Männer haben Hashimoto, das kommt aber deutlich seltener vor) nicht optimal eingestellt. Viele Betroffene berichten, dass sie sich irgendwie »fremd« fühlen.

Abgesehen von der schulmedizinischen medikamentösen Therapie lohnt es sich daher, nach den tiefer liegenden Wurzeln einer Funktionsstörung zu graben. In diesem Sinne besteht oft ein enger Zusammenhang mit dem Auftreten von Schilddrüsenfehlfunktionen in besonders stressigen oder traumatischen Lebenssituationen. Siehe dazu ab Seite 83 Heart-Care.

Anzeichen einer Schilddrüsenunterfunktion

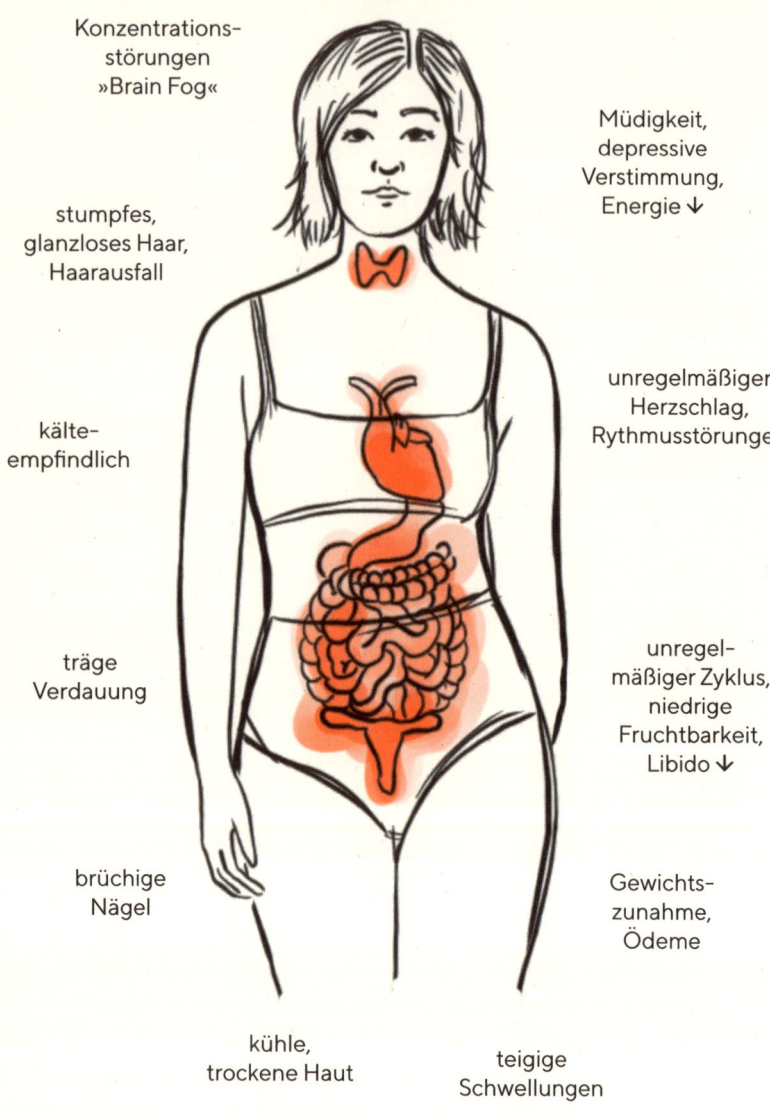

Konzentrations-
störungen
»Brain Fog«

Müdigkeit,
depressive
Verstimmung,
Energie ↓

stumpfes,
glanzloses Haar,
Haarausfall

unregelmäßiger
Herzschlag,
Rythmusstörungen

kälte-
empfindlich

träge
Verdauung

unregel-
mäßiger Zyklus,
niedrige
Fruchtbarkeit,
Libido ↓

brüchige
Nägel

Gewichts-
zunahme,
Ödeme

kühle,
trockene Haut

teigige
Schwellungen

Was passiert auf körperlicher Ebene:

Bei der Hashimoto greifen körpereigene Abwehrzellen die Schilddrüsenzellen an und zerstören diese. Hormonschwankungen (Östrogendominanz und Progesteronmangel, dazu mehr in Kapitel 4), wie z. B. während der Pubertät, nach einer Schwangerschaft oder in der Perimenopause, den Jahren vor der letzten Regel, scheinen die Krankheit zu triggern. Schilddrüsenstörungen sind oft auch die Ursache eines unerfüllten Kinderwunschs und die fälschliche Verordnung eines Antidepressivums.

Auch die psychische/mentale/seelische Ebene hat einen Einfluss auf die Schilddrüse:

Wir möchten darauf hinweisen, dass Emotionen, alte Verletzungen, Traumata, unverarbeitete negative Gefühle, Kränkungen, negative Konditionierungen und bei besonders sensiblen Menschen sogar destruktive negative Schwingungen aus ihrer Umgebung auf die Schilddrüsenfunktion einwirken. Gerade sensible Menschen haben viele Spiegelneuronen und neigen dazu, Traurigkeit, Ärger, Wut oder andere Emotionen ihres Gegenübers zu fühlen und dann ihrerseits darunter zu leiden. Sind Sie ein hochsensibler Mensch, dann lohnt es sich selbst zu fragen: Welches sind wirklich nur *meine* Themen? Und welches sind die Themen und negativen Stimmungen, Sorgen und Ängste der *anderen*?

All das kann eine Störung der Schilddrüsenfunktion begünstigen. Darum spielen im folgenden Fragebogen auch diese Themen eine Rolle.

WIE GEHT ES IHRER SCHILDDRÜSE?

- Haben Sie in den letzten Monaten viele Kilos zugenommen?
- Frieren Sie ständig?
- Leiden Sie unter Angst, Panik, Unruhe, depressiven Episoden?
- Haben Sie Probleme, sich zu konzentrieren, der Kopf ist voll, es will nichts mehr hinein? »Brain Fog«?
- Sind die seitlichen Bereiche der Augenbrauen ausgefallen oder haben sich ausgedünnt?
- Leiden Sie unter Haarausfall? Sind die Haare stumpf oder kraftlos?
- Fühlen Sie sich häufig müde, energielos und abgeschlagen, obwohl sich Ihre Lebensumstände (Arbeitsbelastung, Familienarbeit o. Ä.) nicht wirklich geändert haben?
- Sind (neue) Allergien und Nahrungsmittelunverträglichkeiten aufgetreten?
- Leiden Sie nach dem Essen unter Blähungen, Unwohlsein im Bauch, Verstopfung?
- Haben Sie Probleme mit der Haut (z. B. teigige Schwellungen)? Oder ist sie sehr empfindlich, trocken?
- Sind Sie reizbar, ist Ihre Stimmung unausgeglichen?
- Haben Sie Probleme, schwanger zu werden, oder Zyklusstörungen?
- Nehmen Sie nicht ein Gramm ab, obwohl Sie jede Kalorie zählen und Sport treiben?
- Liegen Ihre Nerven blank?

Dann ist es höchste Zeit, sich um Ihre Schilddrüse zu kümmern!

Unsere Rezepte für die Schilddrüse sollen bei denjenigen, die an einer Schilddrüsenunterfunktion leiden, die Stoffwechselaktivität des Körpers anregen. Besteht schon eine Entzündungsneigung, helfen die Gerichte, diese runterzufahren. Durch das

Besänftigen des Immunsystems und achtsame Zuwendung zu unserem Herzraum schaffen wir eine harmonische Kommunikation zwischen diesen Körpersystemen, die so oft getrennt betrachtet werden, aber sehr wohl zusammenhängen und auch zusammengehören. Natürlich profitieren auch all diejenigen, die keine Probleme mit der Schilddrüse haben, von dieser Verwöhnkur. Betrachten Sie es als Prävention, denn jede Schilddrüse kommt irgendwann in die Jahre ...

DIE TOP TEN
FÜR DIE SCHILDDRÜSE

1. Vor und über allem steht: Reduzieren Sie Ihren Stress. Eine Vielzahl an Übungen dazu finden Sie an vielen Stellen im Buch (Dankbarkeit, Journaling, Metta-Meditation, Yoga).
2. Streichen Sie Weizen von Ihrem Speiseplan.
3. Verwöhnen und regenerieren Sie Ihren Darm. (Hintergrund: Belastende Lebensmittel und eine unausgewogene Ernährung schwächen das Immunsystem und fördern Autoimmunerkrankungen.)
4. Wenn Sie Medikamente für die Schilddrüse einnehmen müssen, achten Sie darauf, diese nüchtern und eine halbe bis eine ganze Stunde vor dem Essen oder Kaffee zu schlucken.
5. Gleichen Sie einen Mikronährstoffmangel aus, dazu gehören Selen, Jod und Zink. Ohne Jod geht bei der SD gar nichts in Bezug auf die Hormonproduktion, auch wenn die Dosis immer noch eine Kontroverse ist und ganz individuell abgestimmt werden muss. Meist ist eine Jodüberdosierung das Problem. Jedoch reagiert jeder individuell. Hören Sie in sich hinein. Wenn Ihnen nach Sushi, Algen und Co. unwohl ist, kann es am hohen Jodgehalt liegen.
6. Allgemein allerdings gilt eher: Benutzen Sie jodiertes Speisesalz.

7. Verwenden Sie beim Kochen antientzündliche Gewürzmischungen, um das System herunterzufahren und das Immunsystem auszugleichen.
8. Erfahrungsgemäß vertragen Menschen mit Schilddrüsenfunkti-
   onsstörungen warme oder zumindest leicht gegarte Speisen
   besser als Rohkost.
9. Vermeiden Sie Zucker, dadurch werden Insulinspitzen durch
   schnell verfügbare Kohlenhydrate verhindert, und die bedeu-
   ten auf körperlicher Ebene Stress. Ein ausgeglichener Blutzuckerspiegel beruhigt das System.
10. Verzichten Sie in der Schilddrüsenwoche in unserem
    Programm auf Milchprodukte. Das Milchprotein Casein ist
    eines der häufigsten Allergene. Außerdem enthält Milch andere
    hormonwirksame Substanzen, dazu mehr in Kapitel 4 bei den
    Wachstumsfaktoren, die hormonelle Kreisläufe stören können.
11. Genießen Sie regelmäßig eine Massage, die Schilddrüse liebt
    sie.

LESS –
fangen wir mit dem Weizen an

Warum tut Weizen der Schilddrüse nicht gut?

Weizen enthält Gluten. Gluten ist ebenso wie Gliadin ein Pflan-
zeneiweiß, das in Roggen, Hafer, Weizen und Gerste enthalten
ist. Gluten und Gliadin machen etwa 80 Prozent des Proteins im
Weizenkorn aus. Komplett auf Gluten verzichten müssen alle
Menschen, die an einer Zöliakie leiden, einer schweren Autoimmunerkrankung gegen Gluten, bei der die Darmwand geschädigt wird. Die Erkrankung ist genetisch bedingt und betrifft
hierzulande circa ein Prozent der Bevölkerung.

Viel häufiger dagegen kommt Glutensensitivität vor. Bei dieser treten zwar mildere, aber dennoch belastende Symptome auf, meist kurz nachdem man Weizenprodukte wie Weißbrot oder Pasta gegessen hat.

Die Häufigkeit von Glutensensitivität hat in den letzten Jahren rasant zugenommen. 2012 wurde die Glutensensitivität in der Fachzeitschrift *British Medical Journal (BMJ)* erstmals als eigenständiges Krankheitsbild beschrieben, nachdem ihre Existenz seit den 1980er-Jahren viel diskutiert und immer wieder angezweifelt wurde. Das lag vor allem an der schwierigen Diagnosestellung. Ein schmerzhafter, aufgetriebener Blähbauch ist ebenso möglich wie Durchfall, Allergien, Hautprobleme, Müdigkeit, Reizbarkeit, Nährstoffmangel und auch eine Gewichtszunahme durch Behinderung des Fettabbaus. Auch Blutarmut, Osteoporose, Kopfschmerzen und Vitaminmangelerscheinungen sind mögliche Folgen.

Die Glutensensitivität wurde von Detlef Schuppan und seinem Team an der Harvard Medical School in Boston genauer unter die Lupe genommen. Die Reaktion des Immunsystems auf alte, heute nicht mehr verwendete Getreidesorten wurde mit der Reaktion auf moderne Getreidezüchtungen verglichen. Die neueren Züchtungen enthalten zusätzlich zu Gluten andere Proteine (Amylase-Trypsin-Inhibitoren (ATIs)). Es handelt sich dabei um natürliche Insektenabwehrstoffe, die in hocheffizienten Industrieweizen eingezüchtet werden, um die Erträge zu steigern. Sind sie die »Brandstifter«, dann wäre das eine Erklärung dafür, warum die Glutensensitivität in letzter Zeit so rasant zugenommen hat. Vielleicht werden darum alte Getreidesorten wie Emmer oft viel besser vertragen und feiern momentan ein Comeback. Einen Versuch mit diesen Sorten ist es auf alle Fälle wert, und es schmeckt dazu noch köstlich!

Das häufig angeführte Argument, die Menschen würden ja schließlich seit Jahrtausenden Weizen verzehren, ist leider kein Beweis für seine Bekömmlichkeit. Wir konsumieren heutzutage nicht nur extrem viel mehr Weizen (24/7), der Anteil des Glutens im Weizen hat sich in den letzten Jahrhunderten noch dazu fast verzehnfacht! Warum das problematisch ist, verraten wir Ihnen gleich.

Leider werden auch viel zu viele vitalstofffreie Weizenmehle im Handel angeboten. Die nährstoffreichen Bestandteile des Korns wie auch sein Keim werden in klassischen Weißmehlprodukten entfernt. Das Ergebnis sind schnell verwertbare und aus Nährstoffsicht leere Kohlenhydrate, die ähnlich (schlechte) Eigenschaften wie raffinierter Haushaltszucker haben. Weizen lässt den Blutzuckerspiegel übrigens schneller ansteigen als weißer Zucker – unfassbar, aber wahr. Mehr zum Thema Zucker gibt es in Kapitel 3.

Gluten ist ein Sammelbegriff für ein Stoffgemisch aus Proteinen, das im Samen vieler Getreide vorkommt. Als Klebereiweiß sorgt es dafür, dass Brotteig elastisch ist und gut zusammenhält. Gluten enthält zwei Hauptproteine: Glutenin und Gliadin. Das Gliadin ist für die meisten negativen gesundheitlichen Auswirkungen verantwortlich.

Besonders bei Schilddrüsenpatienten wird eine Kreuzantigenität auf Weizen vermutet. Einerseits treten Autoimmunerkrankungen häufiger gepaart auf – Patienten können also eine Zöliakie und eine Hashimoto-Thyreoiditis gleichzeitig haben. Andererseits bestehen Ähnlichkeiten mit den Eiweißstrukturen des Glutens und des Schilddrüsengewebes. Ein aus den Fugen geratenes Immunsystem greift dann fälschlicherweise das Schilddrüsengewebe an und löst hier Entzündungen aus, und das, obwohl ursprünglich das Gluten sehr wohl als Eindringling erkannt wurde und eigentlich auch nur dieses angegriffen werden müsste. Verwirrung total, könnte man sagen!

In der Tat haben knapp 10 Prozent aller Hashimoto-Patients auch Antikörper gegen das Gliadin. Haben Sie im Hinterkopf: Bis zu 30 Prozent aller Menschen besitzen eine Glutensensibilität, viele, ohne es zu wissen. Darüber hinaus können weizenhaltige Lebensmittel zu einer Insulinresistenz führen, diese wiederum fördert Silent Inflammation, siehe Kapitel Nebennieren.

Es gibt also viele gute Gründe, bei Problemen mit der Schilddrüse Gluten ab jetzt vom Speiseplan zu streichen. Wer keine Schilddrüsenprobleme hat, tut gut daran, Weizenprodukte deutlich zu reduzieren.

Wir empfehlen einen Gluten-Auslassversuch. Verzichten Sie eine Zeit lang auf weizenhaltige Produkte und schauen Sie, ob es Ihnen besser geht. So geht's:

Selbsttest: Wie gut vertragen Sie Gluten?

Verzichten Sie 72 Stunden auf glutenhaltige Lebensmittel. Beobachten Sie, wie es Ihnen danach körperlich und psychisch geht. Sind die Beschwerden weniger geworden oder haben aufgehört? Fühlen Sie sich dynamischer, verschwindet der *brain fog*, und der Kopf wird wieder klarer? Haben sich Muskel- und Gelenkschmerzen gebessert, hat sich Ihre Stimmung gehoben? Wenn Sie alle diese Fragen mit JA beantworten können, sollten Sie Weizen auch zukünftig weglassen. Das macht sich als positiver Nebeneffekt auch schnell auf der Waage bemerkbar. Es lohnt sich also in jeder Hinsicht!

Achten Sie auch auf versteckte Gluten-Quellen: Alkohol, Bier, Schnaps aus Korn, Malzgetränke sowie Dressings, Saucen, Suppen und Eintöpfe, die mit Mehl angedickt wurden, fertige Gewürzmischungen, Pudding, Speiseeis.

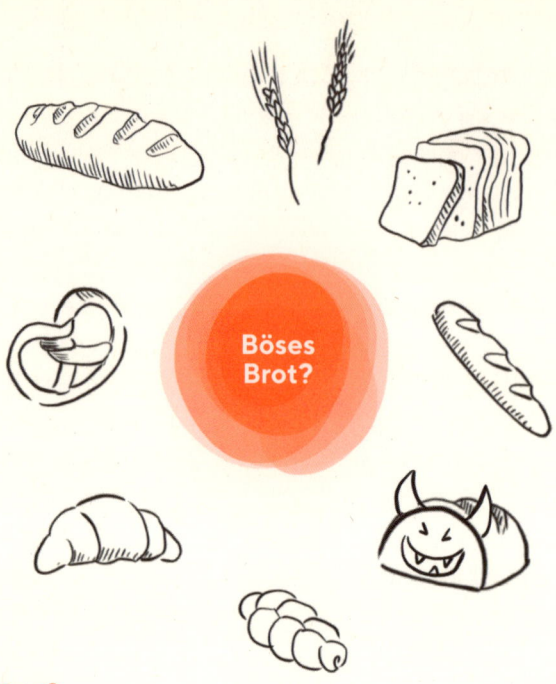

Böses Brot?

Nicht unbedingt! Vermeiden Sie Brot aus Hochleistungsweizen. Das sind die Do-it-yourself-Tiefkühl-Aufbackbrötchen oder die preiswerteren Brote im Discounter oder Supermarkt. Immer mehr Bäckereien backen inzwischen wieder selbst ihr Sauerteigbrot oder aus alten Kornsorten: Emmer & Co. Dieses Brot wird bei Glutensensitivität sehr gut vertragen.

Fazit: Nein, Brot ist nicht böse! Es kommt wie immer auf die inneren Werte an und auch auf die Dauer der Herstellung – ein guter Teig braucht eben auch seine Ruhe.

Wir möchten das Thema Weizen noch einmal zusammenfassen, um der Verwirrung ein Ende zu bereiten. Fünfzehn internationale Experten haben auf einem Konsensmeeting das Problem Weizen auf drei Krankheiten und ihre Behandlung aufgeteilt:

Zöliakie ist eine angeborene Autoimmunerkrankung. Lebenslang muss auf Gluten verzichtet werden. Das ist die einzige Therapiemöglichkeit!

Glutensensitivität ist eine Empfindlichkeit gegen Gluten. Oft reicht es aus, die Glutenzufuhr einzuschränken.

Weizenallergie ist eine echte Allergie gegen Weizen und seine Verwandten wie z. B. Dinkel. Diese Getreidesorten müssen vom Speiseplan gestrichen werden, um eine allergische Reaktion zu verhindern.

Glutenfreie Alternativen: Quinoa, Amaranth, Bohnenmehl, Buchweizen, Hirse, Leinsamen, Reis, Mais, Teff, Sojaprodukte, Kartoffelstärke, glutenfreie Haferflocken – bitte diese Produkte bio, vollwertig und unverarbeitet.

NUDELN OHNE WEIZEN: ZUCCHINI VERDE – SPAGHETTI MAL GANZ ANDERS
Zutaten für vier Personen:

- 5 Zucchini
- 1 Tasse Kirschtomaten
- 1 Handvoll Basilikum, in dünne Streifen geschnitten
- 1 durchgepresste Knoblauchzehe
- 6 Esslöffel Olivenöl
- je eine Prise Meersalz und gemahlenen schwarzen Pfeffer
- 2 Esslöffel Pinienkerne

Aus den Zucchini mit einem Kartoffelschäler (oder wer ihn hat: einen speziellen Zucchini-Nudelschäler) schmale Streifen, also Nudeln, produzieren. Diese Zucchinistreifen für 4 bis 7 Minuten in kochendes Wasser geben, je nach Dicke und Vorliebe. Währenddessen Basilikum, Olivenöl und Knoblauch in einer Schüssel mischen.

Die Zucchini-Nudeln mit den geviertelten Kirschtomaten mischen, in eine Schüssel geben, mit der Basilikum-Olivenöl-Soße vermischen und den Pinienkernen garnieren.

Casein lieber weglassen

Nachdem Sie sich nun aus gutem Grund vom Gluten verabschiedet haben, kann eine weitere Umstellung für Ihre Schilddrüse hilfreich sein. So werden Sie gesund, bekommen mehr Energie, nehmen leichter ab und nähern sich dem Ziel, sich vitaler, ausgeglichener und schöner zu fühlen.

Halten Sie durch, es lohnt sich ...

Das in Milch und Milchprodukten enthaltene Casein ist eines der häufigsten Allergene überhaupt. Milch stammt von Kühen, die gerade ein Kälbchen entbunden haben (sonst würden sie keine Milch geben). Darum enthält Milch immer Hormone. Die Hormone aus der Milch, die wir trinken, werden in der Leber aber nur unvollständig abgebaut. Sie können vor einzelnen Krankheiten wie Osteoporose schützen, aber viele andere Leiden wie Akne, alle Symptome einer Östrogendominanz bei Frauen sowie Unfruchtbarkeit bei Männern hervorrufen.

Das in der Milch enthaltene Casein ist ein Allergen, das häufig Beschwerden verursacht. Es kann bei Autoimmunerkrankungen die Entzündungslage verstärken und bereits bestehende Allergien weiter anfeuern.

Casein spielt daher auch bei Autoimmunerkrankungen der Schilddrüse eine Schlüsselrolle, darum sprechen wir es hier an und empfehlen einen weitgehenden Verzicht auf Milchprodukte.

Ein positiver Nebeneffekt: Weil Milchprodukte zu den wichtigsten Auslösern von Entzündungen gehören, blockieren sie zusätzlich zu den enthaltenen Kalorien eine Gewichtsreduktion. Lässt man im Rahmen einer Diät gezielt die Milchprodukte weg, klappt es oft auch leichter und schneller mit dem Abnehmen.

Casein stellt zudem eine direkte Gefahr für den Darm dar. Es kann zu einem *Leaky-Gut*, einer Erkrankung, bei der die Darmwand löchrig wird, führen. Zu Leaky-Gut bei einem anderen Allergen, der Laktose und Laktoseintoleranz, siehe Darmkapitel.

Wir empfehlen darum, Milchprodukte nur sehr sparsam zu verwenden (eine Milchmahlzeit pro Tag) oder eine Alternative auszuprobieren. Hier unsere Vorschläge:

UNSERE MILK-A-LIKES

Diese Produkte dürfen seitens der Milchindustrie nicht als Milch bezeichnet werden, darum heißen viele »Drinkmilch« oder schlicht »Drink«.

Haferdrink
Reine Getreidemilch mit vielen Ballaststoffen, süß, es gibt einige Marken, die schäumen, achten Sie darauf, dass kein Zucker zugesetzt ist

Dinkeldrink
Auch reine Getreidemilch; schäumt sehr gut; süß

Mandeldrink
Enthält wertvolle Fettsäuren, Mineralstoffe, Spurenelemente; leicht säuerlich; sehr kalorienreich

Sojadrink
Enthält 36 Prozent pflanzliches Eiweiß, gute Proteinquelle; ballaststoffreich, schmeckt erdig, schäumt gut, auf bio achten und den Regenwald schonen

Reisdrink oder Reisgetränk, Reisschaum ...
Ballaststoffreich, aber nicht sehr nährstoff- und vitaminhaltig, schmeckt leicht süßlich

Cashew- und Haselnussdrinks
Fettreich; kohlenhydratarm; oft ist sehr viel Zucker zugesetzt

Kokosmilch
Schmeckt wässrig, schäumt nicht; wegen des niedrigen Kalorien-
gehaltes gut im Rahmen einer Diät

Clean Food

Clean heißt »sauber«, und das liebt die Schilddrüse: Nahrungsmittel, die keine Emulgatoren, Geschmacksverstärker, Konser-
vierungs-, Farb- und künstliche Zusatzstoffe enthalten. Frischer
und einfacher geht nicht. Kein Gen-Mais, kein Gen-Soja, keine
Schneewittchen-Äpfel, die außen rot und innen hohl sind, oder
Produkte, die einmal um die halbe Welt geflogen sind. Clean
Food bedeutet darum:

- regional, also vom Bauern um die Ecke
- saisonal, also Erdbeeren nur im Mai und nicht im Winter
- bio, weil hier keine oder zumindest weniger Pestizide und
  andere Toxine verwendet werden

Auch die Zubereitung sollte so schonend wie möglich sein, damit die wertvollen Inhaltsstoffe erhalten bleiben. Darum das
Gemüse besser nur kurz dünsten als zerkochen, braten oder
frittieren. Wer die Zeit und die Möglichkeit hat, der kann unge-
schrotetes Getreide zu Hause in einer Hand-Mühle mahlen und
sein Brot selbst backen.

Nahrungsmittel für die Schilddrüse

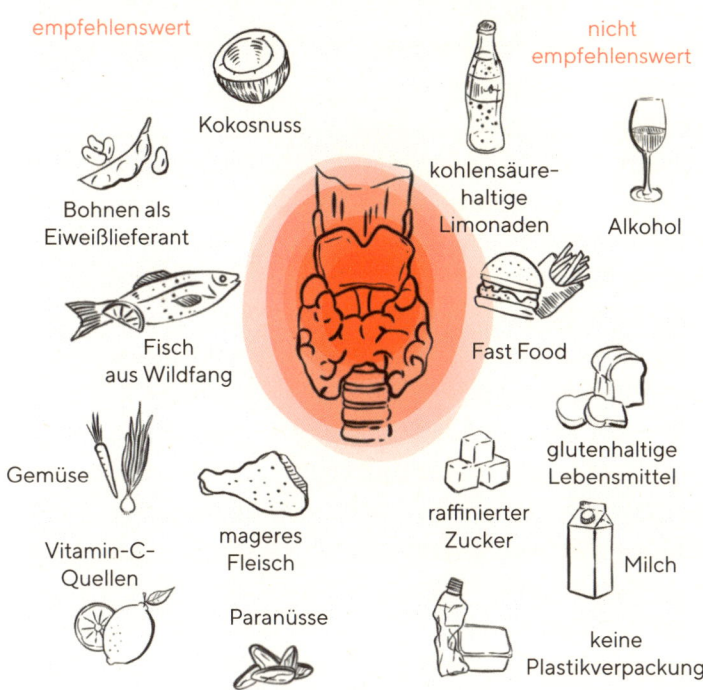

empfehlenswert

Kokosnuss

Bohnen als
Eiweißlieferant

Fisch
aus Wildfang

Gemüse

Vitamin-C-
Quellen

mageres
Fleisch

Paranüsse

nicht
empfehlenswert

kohlensäure-
haltige
Limonaden

Alkohol

Fast Food

glutenhaltige
Lebensmittel

raffinierter
Zucker

Milch

keine
Plastikverpackung

yes

— frische Lebensmittel
(saisonal, regional, bio)
— vollwertige Lebensmittel
(Vollkorn, ballaststoffreich)
— naturbelassene Lebens-
mittel (roh, gedünstet)
— selbst anbauen, ernten,
herstellen oder zumindest
zubereiten
— hochwertige Ersatz-
produkte wie z. B. Hirse
oder Hafer statt Weizen

no

— Casein
— Gluten
— AGE (s. Kapitel Nebennieren)
— Fast Food
— Dosen, Tiefkühlgerichte
— Fertigprodukte wie Tütensuppen,
Puddingpulver, fertige Dressings
— Weißmehl, raffinierter Zucker,
Süßstoffe
— Transfette (Margarine, Kekse, Chips)
— Geschmacksverstärker,
Konservierungsstoffe und
andere Zusatzstoffe

Anti-Aging für Schilddrüse und Herz
Kalte Thermogenese

Wir sind es gewohnt, unseren Körper auch hinsichtlich der Temperatur in der Komfortzone zu halten. Kälte wird generell als unangenehm und bei manchen fast als angsteinflößend betrachtet, vielleicht, weil man es als Kind so oft gehört hat – und auch seine Kinder ermahnt –, dass man in der Kälte ganz schnell einen Schnupfen oder, viel schlimmer, eine ErKÄLTung bekommt! Wohlig warm will man es haben, also schnell die Heizung aufdrehen, sobald man eine leichte Frische verspürt. Dabei wird Kälte schon lange zur Therapie bei entzündlichen Gelenkerkrankungen und Schmerzen erfolgreich angewandt.

Unser Körper verfügt über zwei Arten von Fettgewebe. Das braune Fettgewebe ist besonders wichtig für die Energiegewinnung und den Wärmehaushalt. Wir werden damit geboren, aber nach dem Säuglingsalter bildet sich das braune Fettgewebe schnell zurück. Das weiße Fettgewebe, das Speicherfett für Notzeiten, bleibt erhalten und vergrößert sich bei vielen mit den Jahren. Durch regelmäßige Kälteanwendungen wird die Produktion des braunen Fettgewebes angeregt und damit auch der Stoffwechsel. Gefäße werden besser durchblutet, die Pfunde schmelzen.

SEB: »Ich habe für mich das Winterschwimmen entdeckt. Begonnen hat das Ganze an einem bewölkten und windigen Tag in Schweden. Ein Bad musste sein. Vor mir ein herrlicher vier Grad kalter, glasklarer, riesiger See.
Langsam bin ich die Sprossen der Leiter runtergeklettert. Dann rein ins Wasser bis zum Hals. Und ich spürte: nichts. Sofortiger Schockzustand – Stille. Kurz darauf, als ich wieder trockenen und festen Boden unter den Füßen hatte, fingen einige Gelenke an zu schmerzen, mein Daumengrund-

gelenk stach wie verrückt, und die Haut prickelte am ganzen Körper. Aber geschafft! Ich war glücklich. (Die Gelenkschmerzen waren schon beim nächsten Schwimmen viel schwächer und sind jetzt verschwunden.)

Seitdem bin ich ein Fan des Winterschwimmens. Ich fühle mich danach unglaublich klar, frisch, belebt und glücklich. Auch friere ich nicht mehr so schnell wie früher. Mein inneres Thermostat freut sich über die Temperaturschwankungen, die es zu bewältigen gilt, ebenso meine Schilddrüse. Kältebaden verleiht mir das Gefühl der inneren Stärke, und es ist eine neue Freiheit, das ganze Jahr ins Wasser gehen zu können.«

Was bewirkt Kälte noch auf körperlicher Ebene?

- Die Dopaminkonzentration steigt deutlich an, d. h., unser Belohnungssystem wird mit Hormonen geflutet.
- Die Zahl unserer Lymphozyten, der weißen Blutkörperchen, die für das Immunsystem so wichtig sind, erhöht sich.
- Die Stimmung wird besser, depressive Episoden können verbessert und gemildert werden.
- Schnellere Regeneration nach Sport und Verletzungen findet statt.
- Im Tierversuch führte Kältetherapie zur Regeneration von zerstörtem Gehirngewebe.
- Regelmäßiger Kältereiz kann den »Kampf- oder Fluchtreflex« verringern und die Aktivität des Vagusnervs steigern (zum Vagus mehr in Kapitel 3).

Aber Achtung: Vorsicht bei Vorerkrankungen des Herz-Kreislauf-Systems, nicht therapierter Schilddrüsenunterfunktion (u. a. ist dann die Kapazität der Wärmeproduktion herabgesetzt) und Diabetes mellitus mit Unterzuckerung. Klären Sie bitte ggf. mit

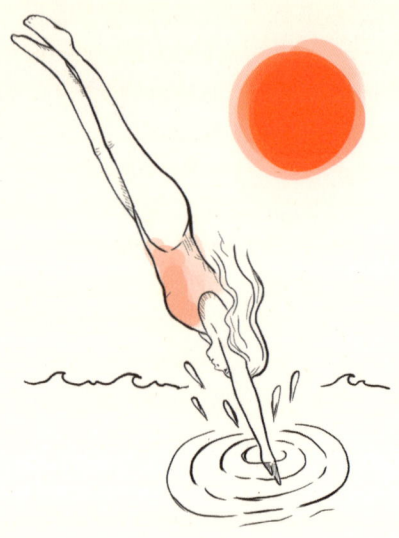

Ihrem behandelnden Arzt, ob für Sie die kalte Thermogenese infrage kommt.

Fangen Sie in jedem Fall langsam an, und nehmen Sie anfangs immer (!) eine Begleitperson mit.

Wer nicht in den See springen möchte, der kann auch morgendliches Kälteduschen in den Tag integrieren. Oder frei nach Kneipp: Wechselduschen – erst die Beine, dann die Arme. Steigern Sie sich auf zwei Minuten täglich. TIPP: Wer hat, mit einer elektrischen Zahnbürste unter die kalte Dusche steigen, sie zeigt an, wann zwei Minuten um sind.

Wer sich mit Kälte gar nicht anfreunden kann: Auch Wärme hat viele Vorteile. Hitze ist ebenfalls bis in die Zellen wirksam. Regelmäßige Saunabesuche beugen chronischen Erkrankungen vor, schützen vor Krebserkrankungen und wirken in Studien nachweislich lebensverlängernd.

Wie das funktioniert, erfahren Sie im Kapitel Hormone.

Weniger essen für Longevity

Beim Thema Nahrungsverzicht ist man schnell bei Gewicht und Beauty. Doch wir wollen einen Schritt weitergehen und die viel wichtigere gesundheitliche Komponente betrachten. Denn regelmäßiger Nahrungsverzicht ist das Zauberelixier für Longevity (s. a. im Kapitel Darm), also die effektivste Methode, länger zu leben. Man spricht von maßvollem Hungern, wie es beim Intermittierenden Fasten praktiziert wird. Der Körper hat die Chance, sich zu erholen, wenn er sich nicht ständig um Nahrungsverwertung und Verdauung kümmern muss.

Von Versuchen mit Mäusen wird abgeleitet, dass vor allem tierisches Protein sowie Zucker altersbedingte Erkrankungen fördern. Der amerikanische Fastenpapst und Altersforscher Valter Longo geht auch beim Menschen davon aus, dass tierisches Protein die Ausschüttung der Wachstumshormone IG-1 und mTOR ankurbelt, Zucker die von Insulin und der Signalstoffe RAS und PKA. Beide Stoffarten beschleunigen den Alterungsprozess.

Alles, was eine hohe Insulinausschüttung vermeidet, verlangsamt den natürlichen Alterungsprozess. Ewiges Leben kann niemand erlangen, aber einige gesunde Jahre mehr sind bei geringer Ernährungsumstellung schon drin.

Vor diesem Zusammenhang macht auch das tägliche Intervallfasten oder der Verzicht auf den Schokoriegel noch einmal mehr Sinn. Was passiert dabei?

Esse ich nichts, geht der Körper an seine Fettreserven. Das ist gut, denn sie sind wahre Hormonbomben. Besonders im Bauchfett und im viszeralen Fett, das ist das Fett, welches die Organe umgibt, werden »schlechte« Östrogene, bestimmte Östrone, ebenso produziert wie Entzündungsstoffe.

kalt duschen   versus   heiß duschen

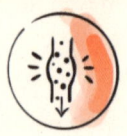

verringert Entzündung
und Schwellung

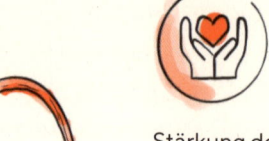

Stärkung des
Herz-Kreislauf-Systems

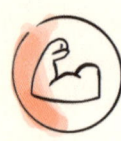

weniger Muskelkater
und Müdigkeit

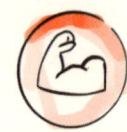

weniger Muskelkater
und Müdigkeit

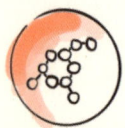

niedrigerer
Cortisolspiegel

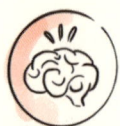

höhere
Gehirnaktivität

bessere
Durchblutung

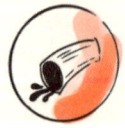

fördert die Durchblutung
von Gelenken und Muskeln

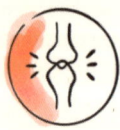

weniger Schmerzen

besserer Schlaf

Esse ich nichts, produziert der Körper Ketone als Ersatz für Kohlenhydrate, die ja nun nicht mehr zugeführt werden. Unser Gehirn ist der Hauptabnehmer der Ketone. Esse ich nichts, kommt der Körper in einen Hungerstress. Das ist mal ein positiver, sehr effektiver Stress, denn dadurch werden Reparaturvorgänge im Sinne der Autophagie angeschoben. Das heißt, der Körper nutzt die Zeit für den Zellputz. Kaputte Zellen, Zellmüll und alles andere, was nicht hierhergehört, wird aussortiert und weggeräumt.

Logisch, dass sich, je älter wir werden, umso mehr angesammelt hat. Das ist in den Zellen nicht viel anders als im Kleiderschrank. Und wie man manchmal das eine oder andere Teil als Vintage wiederentdeckt, so zerschneidet auch die Zelle alte Proteinmoleküle und baut sich daraus die neueste Haute Couture. Altes wird zu Neuem recycelt. Wie soll man da alt aussehen? Eben.

Intervallfasten bei Hashimoto

Intervallfasten gewährt den Zellen, also auch den Schilddrüsenzellen, Ruhe für den Zellputz. Eine Form des Intermittierenden Fastens ist die 16:8-Methode. Man isst über einen Zeitraum von 8 Stunden und macht dann 16 Stunden Pause. Das bekommt man gut hin, wenn man regelmäßig eine Mahlzeit ausfallen lässt. Wichtig: bei Hashimoto bitte das Abendessen ausfallen lassen, damit nicht über eine gestresste Nebenniere morgens der Cortisolwert zu sehr steigt und das Entzündungsgeschehen noch weiter angekurbelt wird.

Ein anderer positiver Effekt: Wer sich gesund ernährt und regelmäßig fastet oder auch tägliches Intervallfasten praktiziert, achtet meistens auch darauf, dass er schädliche raffinierte Zucker und verarbeitete Lebensmittel in Maßen isst.

Mehr zum Fasten und die verschiedenen Möglichkeiten des Intervallfastens besprechen wir ausführlich im Kapitel Darm.

Braucht meine Schilddrüse Ruhe oder Bewegung?

Beides ☺. Entspannende Yogaübungen und regelmäßige Bewegung bringen die Schilddrüse (wieder) in Balance. Durch Yogaübungen kann die Schilddrüsenproduktion aktiv angeregt werden. Und durch 30 bis 45 Minuten Sport täglich wird der bei einer Schilddrüsenunterfunktion um bis zu 15 Prozent verlangsamte Stoffwechsel wieder auf Tour gebracht.

Tatsache ist aber, wer an einer Schilddrüsenunterfunktion leidet, muss sich mindestens circa 30 Minuten mehr am Tag bewegen als Menschen ohne Schilddrüsenerkrankung, damit eine Diät gleich erfolgreich sein kann. Der Stoffwechsel muss also noch stärker angeregt werden, und es müssen mehr Kalorien verbraucht werden, damit es mit dem Abnehmen klappt.

Das zu wissen und anzupacken ist motivierend und hört sich nach einem Plan an. Bewegung ist ja ohnehin gesund und doppelt gut: Man wird schlank UND straff. Muskeln fördern die Gehirnleistung, die Gelenke bleiben geschmeidig, Sport schüttet Endorphine aus und ist gut für die Stimmung, was bei der Schilddrüse auch oft ein Thema ist …

Wir möchten Sie hier noch einmal motivieren, denn es geht nicht darum, den nächsten Marathon anzustreben und bis in die Erschöpfung hinein zu sporteln. Die Kursänderung gelingt mit kleinen Verbesserungen, die in den Tag eingebaut werden. So ergibt sich eine gesündere, befriedigendere Stunde, dann ein Tag, dann eine Woche und schließlich ein erfolgreicher Monat. Außerdem empfiehlt es sich, auf Gluten, Zucker, tierische Fette und Milch zu verzichten. Eine eiweißreiche Ernährung unterstützt die Fettverbrennung: mageres Fleisch, Fisch, pflanzliches Protein und auch – wem's schmeckt – eine Knochenbrühe. Sie gilt als Immuncalmer.

HEART-CARE
für Schilddrüse und Seele

Diese Spuren führen zu einer zufriedenen Schilddrüse

Jod

Spurenelemente sind für die Synthese der Schilddrüsenhormone unverzichtbar. Ohne Jod, das kann man so klar sagen, gibt es kein Schilddrüsenhormon. Jod kann der Körper aber nicht selbst herstellen. Das über die Nahrung aufgenommene Jod gelangt im Magen-Darm-Trakt ins Blut und wird zur Schilddrüse transportiert. Jugendliche und Erwachsene brauchen 200 Mikrogramm am Tag, Frauen über fünfzig brauchen 180 Mikrogramm am Tag. Bestand früher in manchen Regionen Deutschlands ein endemischer Jodmangel – sichtbar an dem Kropf, einer riesenhaft vergrößerten Schilddrüse –, so sieht die Situation heute besser aus. Dennoch schätzt die DGE, dass fast die Hälfte der Bevölkerung ein Drittel zu wenig Jod täglich zu sich nimmt. Symptome eines Jodmangels sind alle Symptome einer Schilddrüsenunterfunktion.

100 µg Jod sind in folgenden Lebensmitteln enthalten: in 135 g Schellfisch, in 150 g Hering, in 800 g Spinat, in 3 kg Fleisch. Mehr zum Thema Fisch siehe Seite 72 im Kapitel Darm.

Zink

Zink macht T3 Beine und ist darum auch für die Schilddrüse ein wichtiges Spurenelement. Ein Zinkmangel führt zu brüchigen Fingernägeln, Haarausfall und Unfruchtbarkeit. Siehe auch Seite 61 im Kapitel Darm. Die empfohlene Tagesdosis liegt bei 20 bis 25 Milligramm. Nüsse und Kerne enthalten größere Mengen Zink.

Selen

Selen ist Baustein der Aminosäure Cystein, die in vielen Enzymen vorkommt, die vor freien Radikalen schützen. Selen besitzt darum antientzündliche Eigenschaften und unterstützt das Immunsystem. Bei einem Mangel leiden die Muskeln, und auch Leberkrebs könnte laut einer neuen Studie damit in Verbindung stehen. Für die Schilddrüse ist Selen deshalb wichtig, weil es die Menge an TPO-Antikörpern senkt und für die Umwandlung von T4 in T3 wichtig ist.

Durch die Ökonomisierung der Landwirtschaft sind die Böden hierzulande selenarm. Darum wird u. a. Tierfutter mit Selen versetzt. Aber auch vegetarisch kommt man auf seine Kosten. Spargel, Hülsenfrüchte, Pilze und Nüsse sind selenreich. Mit zwei Paranüssen am Tag erreicht man die von der DGE empfohlene Tagesdosis von 60 Mikrogramm. Eventuell kann Selen auch als Supplement sinnvoll sein, z. B. für Veganer oder bei chronischen Darm- und Nierenerkrankungen.

Superfood: Nüsse

Keine Angst vor dem Fettgehalt von Nüssen. Erstens enthalten sie wertvolle Omega-3-Fettsäuren bzw. ungesättigte Fette, und zweitens muss man sie ja nicht gleich tonnenweise essen. Wir empfehlen täglich Mandeln, Walnüsse, Haselnüsse und wegen des hohen Selengehaltes für die Schilddrüse vor allem auch die Paranuss (zwei Stück, nicht mehr!). Auch das Mikrobiom ist ein Nuss-Fan, in einer Studie schnitten Mandeln für den Darm besonders gut ab.

Vitamin D

Vitamin D ist nicht nur ein Anti-Ager, sondern auch für starke Knochen und das Immunsystem unverzichtbar. Es beeinflusst mehrere Hundert wichtige Gene, die im Zellkern aktiv werden.

Chronischer Vitamin-D-Mangel erhöht das Risiko für Auto-immunerkrankungen. Vitamin D hilft darüber hinaus beim Abnehmen, denn ein Vitamin-D-Mangel macht dick. Wir empfehlen die Einnahme von 1 000 bis 3 000 I. E. täglich, je nach Blutwert.

Superfood: Chia-Samen

Dem spanischen Salbei, einem Pseudogetreide, wurden schon in der Mayazeit magische Kräfte zugesprochen. Chia-Samen ist sehr proteinreich und besitzt einen hohen Gehalt an Antioxidantien, Calcium, Kalium, Eisen und ungesättigten Fettsäuren. Es wirkt blutzuckerstabilisierend und sehr stark sättigend. Ein Teelöffel täglich in Joghurt, Müsli oder Ähnliches einrühren.

Nice to know: Bitterstoffe aus der Grapefruit lindern Heißhunger, Paranüsse decken den täglichen Selenbedarf, Ingwer regt die Verdauung an. Inulin als Probiotikum unterstützt den Darm und ist ein prima Ballaststoff zur Verdauungsförderung.

POWER-SMOOTHIE FÜR DIE SCHILDDRÜSE: GRE-ENERGY

100 g Grünkohl grob zerkleinern und waschen, eine Grapefruit schälen, Kerne entfernen und vierteln, 2 Paranüsse und ein kleines Stück Ingwer (1 cm) zerkleinern; alle Zutaten zusammen mit 150 ml gefiltertem, stillem Wasser und 1 TL Inulin im Mixer fein pürieren.

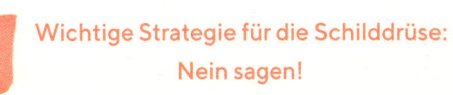

Wichtige Strategie für die Schilddrüse:
Nein sagen!

Grünkohl

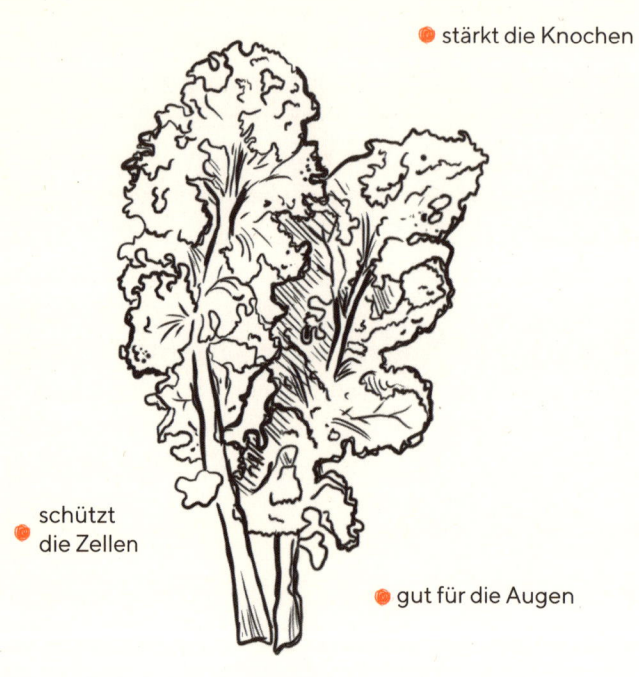

wirkt sanft entwässernd

fördert die Durchblutung

reich an Vitamin C

stärkt die Knochen

schützt
die Zellen

gut für die Augen

Saison November bis Januar

Entspannung

Niemand will Stress, da ist die Schilddrüse keine Ausnahme. Was bei einer Unterfunktion passiert, haben wir oben gezeigt. Keine gute Idee! Also lieber Stress ausgleichen und regelmäßig entspannen. Hier schon einmal eine tolle Entspannung bringende Atemübung vorweg.

DREI-MINUTEN-ATEMRAUM

Der Schilddrüse wird diese kurze Unterbrechung im hektischen Alltag gefallen. Wenn Sie den Drei-Minuten-Atemraum regelmäßig üben, wird die kleine Pause bald schon ab der ersten Sekunde funktionieren.

Schließen Sie die Augen, setzen Sie sich aufrecht hin, legen Sie die Hände auf die Knie, neigen Sie das Kinn zur Brust, stellen Sie sich vor, jemand zieht Ihren Kopf am Scheitel mit einem unsichtbaren Band Richtung Decke, lassen Sie die Schultern fallen.

1. Achtsamkeit

Nehmen Sie alle Gedanken, Gefühle und Körperempfindungen bewusst wahr. Lenken Sie die Aufmerksamkeit in den aktuellen Moment. Was nehmen Sie in diesem Augenblick wahr: Gedanken ... Gefühle ... körperliche Empfindungen? Betrachten Sie alles, was kommt, ohne Wertung, aber mit Neugierde.

2. Sammeln

Beobachten Sie Ihren Atem, und ruhen Sie im gegenwärtigen Augenblick. Das gelingt, wenn Sie sich auf Ihren Atem konzentrieren. Bringen Sie die Aufmerksamkeit sanft in Einklang zu Ihrem Atem. Beobachten Sie jeden Atemzug, sowohl beim Einatmen als auch beim Ausatmen. Die Atemzüge folgen ganz natürlich aufeinander. Vermeiden Sie es, Ihren Atem bewusst zu lenken. Beobachten Sie einfach, was geschieht oder auch nicht geschieht. Bewerten Sie nichts.

3. Ausdehnen

Nehmen Sie den ganzen Körper wahr. Sie haben sich gerade auf die Bereiche Ihres Körpers konzentriert, an denen Sie den Atem gespürt haben. Stellen Sie sich jetzt vor, wie Ihr Atem jede Stelle in Ihrem Körper erreicht, von der Brust über den Bauch bis tief hinunter in Ihr Becken und auch von der Brust über den Hals bis in den Kopf. Weiten Sie den Raum noch einmal mehr aus. Durch die Konzentration auf das Atmen kommen Sie im Hier und Jetzt an. Gönnen Sie sich noch ein paar Atemzüge, öffnen Sie dann Ihre Augen.

Reiben Sie Ihre Hände aneinander, und spüren Sie den Empfindungen der letzten drei Minuten nach. Gerade in stressigen Zeiten, in denen man angespannt ist und eigentlich keine Minute übrig hat, schenkt der Drei-Minuten-Atemraum nicht nur Ruhe, sondern auch Energie!

Weitere Atemübungen
Beginnen Sie mit meditativen Atemübungen. Hier einige Anregungen:

Bhramari-Atmung – das Summen
Tief einatmen, bei geschlossenem Mund mit einem Summen den Atem wieder aus dem Körper herausströmen lassen. Fünfmal wiederholen.

Ujjayi – das siegreiche Atmen
Diese Atemübung massiert die Schilddrüse. Bei geschlossenem Mund den Atem gegen die Lippen pressen beim Ein- und Ausatmen. Dabei ruhig ein lautes Atemgeräusch machen.

Kapalabhati – die Feueratmung
Legen Sie die Hand auf Ihren Bauch. Beim Einatmen wölbt sich der Bauch vor, beim Ausatmen geht der Bauch automatisch nach innen. Zehnmal kräftig ein- und ausatmen mit geschlossenem Mund. Dann die Luft für fünf Atemzüge anhalten (innerlich bis zehn zählen). Dreimal wiederholen.

Vishnu-Mudra – Reinigung der Energie-Kanäle

Für Rechtshänder an der rechten Hand Zeige- und Mittelfinger zur Handinnenfläche hin einklappen. Das rechte Nasenloch mit dem Daumen zuhalten, durch das linke Nasenloch einatmen. Anschließend das linke Nasenloch mit dem Ringfinger verschließen und durch das rechte Nasenloch ausatmen. Zehnmal wiederholen.

Asanas (Yoga-Übungen) für die Schilddrüse

Die Schilddrüse spielt eine entscheidende Rolle für Wachstum und Energiestoffwechsel. Im Yoga heißt sie darum auch »Schicksalsdrüse«. Wie wir in diesem Kapitel gezeigt haben, geben uns die Schilddrüsenhormone körperliche und geistige Power. Werden zu viele Hormone produziert, wird das Leben hektisch, man fühlt sich unruhig und kommt innerlich gar nicht mehr zur Ruhe.

Sarvangasana – der Schulterstand

Beim Schulterstand werden Schilddrüse und Hypophyse durch leichten Druck massiert. Wenn Sie mit dem Yoga nicht vertraut sind, dann lassen Sie sich diese Übung von einem erfahrenen Lehrer zeigen, um Verletzungen an der Halswirbelsäule zu vermeiden.

Legen Sie sich auf den Rücken, richten Sie den Hals ganz gerade aus, um ihn vor zu viel Druck zu schützen. Ziehen Sie die Knie heran, und strecken Sie dann mithilfe der Hände Beine und Hüfte senkrecht in die Höhe. Das gesamte Körpergewicht lastet auf Armen und Schultern. In der Position fünf tiefe Atemzüge Richtung Schilddrüse lenken, dann langsam lösen.

Wichtig: Der Hals sollte kein Gewicht tragen. Auch unbedingt vermeiden, den Hals in dieser Position noch zu verändern.

Matsyasana – der Fisch

Durch den Fisch wird die Schilddrüse angeregt, weil der Kopf im
Liegen nach hinten überstreckt wird.

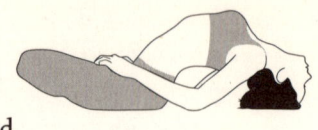

Legen Sie sich auf den Rücken, schieben Sie die Hände unter den Po. Beim Einatmen den Brustkorb so weit wie möglich
heben und dehnen. Dabei den Kopf nach hinten überstrecken.
Die Unterarme stützen die Übung. Drei Viertel des Gewichts las-
ten auf den Händen und Unterarmen, nur ein Drittel auf dem
Kopf. Die Position soll sich gut anfühlen. Für fünf Atemzüge in
der Asana bleiben und die Energie in Richtung Schilddrüse lenken, dann langsam das Kinn wieder Richtung Brust ziehen, die
Hände lösen.

Selbstliebe für Schilddrüse und Herz

Wir möchten den Schilddrüsen-Heart-Care-Gedanken am Ende
dieses Kapitels noch einmal sehr wörtlich nehmen.

Alte Verletzungen, Traumata, unverarbeitete negative Gefühle, Kränkungen, negative Konditionierungen – all dies beeinflusst unsere Emotionen.

Besonders sensible Menschen nehmen oft destruktive negative Schwingungen aus ihrer Umgebung auf und lassen diese
ganz nah (viel zu nah!) an sich heran.

Es lohnt sich, genau hinzuschauen. Wir empfehlen, diese Ge-
danken in eine Morgen- oder Abendroutine einzubauen. Tragen
Sie die Antworten in die Journaling-Seiten ein:
- Achten Sie darauf, dass Freizeitaktivitäten nicht zur Ver-
pflichtung werden?
- Trauen Sie sich, Freizeitverpflichtungen abzusagen?
- Setzen Sie auch innerhalb der Familie/Beziehung Grenzen?

- Sorgen Sie für medienfreie und handyfreie Zeiten? Geht es auch mal ohne News?
- Treffen Sie weniger Bekannte?
- Treffen Sie mehr Freunde?
- Schaffen Sie es, sich zu fokussieren?
- Erlauben Sie sich, in weniger Dinge/Situationen wirklich einzutauchen?
- Beschäftigen Sie sich weniger mit oberflächlichen Aktivitäten?
- Nehmen Sie den Unterschied zwischen beschäftigt sein und fokussiert sein wahr?
- Richten Sie Ruhepausen ein, in denen es wirklich still ist?
- Trennen Sie sich, soweit es geht, von allem Negativen in Ihrem Umfeld?
- Sagen Sie immer öfter »Nein«?

Oder anders gesagt:
Wir möchten Sie motivieren,
- Ihre Freizeitaktivitäten so zu gestalten, dass diese nicht zur Verpflichtung werden.
- weniger Einladungen anzunehmen, nämlich nur noch die, auf die Sie wirklich Lust haben.
- Digital Detox einzuplanen, d. h. medienfreie Tage, handyfreie Zeiten.
- weniger Bekannte und mehr echte Freunde (die, die Ihnen guttun!) zu treffen.
- sich auf die wirklich wichtigen Dinge zu fokussieren und in die unwichtigen NICHT mehr tief einzutauchen.
- sich nicht mit oberflächlichen Aktivitäten zu beschäftigen.
- sich Ruhepausen zu schaffen, in denen es wirklich, wirklich ruhig und still ist (Handy aus, Tür zu).

Beziehung zum Hals-Chakra

Wofür stehen Erkrankungen der Schilddrüse? Aus spiritueller Sicht besitzt die Schilddrüse eine enge Verbindung zum Kehlkopf und Hals. In unserem Sprachgebrauch spiegelt sich das wider:

- Das kann und will ich nicht mehr schlucken.
- Das bleibt mir im Hals stecken.
- Ich muss mich oft räuspern, bin heiser oder habe ein ständiges Globusgefühl im Hals.

Das Hals-Chakra steht darum für Loslassen und Neuorientierung. Das Loslassen von überholten und festgefahrenen Lebensthemen und Glaubensmustern kann durch die oben gezeigten speziellen Yogaübungen für die Schilddrüse unterstützt werden.

Wer regelmäßig meditiert, kann sich auf das Hals-Chakra konzentrieren.

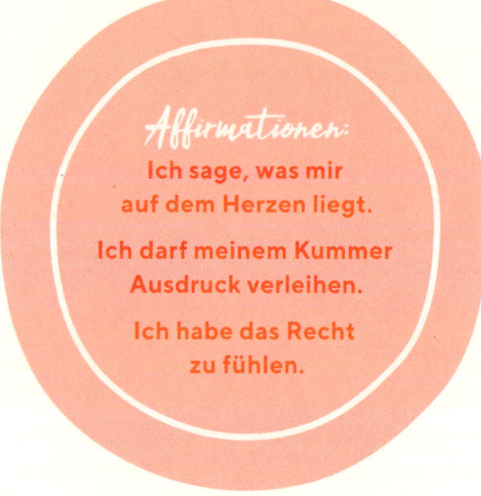

Affirmationen:

Ich sage, was mir auf dem Herzen liegt.

Ich darf meinem Kummer Ausdruck verleihen.

Ich habe das Recht zu fühlen.

Fokus auf das Positive legen

Im Hormonkapitel machen wir Sie mit einer super Strategie, wie man seinen Blick auf die guten Dinge im Leben richtet, vertraut ... Nur so viel vorweg: Lassen Sie sich nicht durch die Unmengen an Videos und Nachrichten aus dem Netz oder auf Social Media stressen, beeinflussen und ablenken.

Wichtig ist uns, dass Sie die positiven Emotionen füttern, statt nur negative News wahrzunehmen. Beobachten Sie Ihr Verhalten, und stellen Sie sich die Frage, wie es Ihnen nach dem Ansehen ständig neuer Push-up-Nachrichten geht.

Denn wenn man sich mit zu viel Negativem umgibt, kann einen das wirklich runterziehen. Auch um gute Einflüsse an Ihr Umfeld weitergeben zu können, ist es wichtig, sich von konstant schlechten Einflüssen zu trennen. Dazu gehören auch permanent negativ gepolte Zeitgenossen aus der engeren Umgebung.

Zusammenfassung

LESS Weizen, Casein, Umweltsünder und natürlich auch weniger Stress stärken die Schilddrüse und das Herz. Für Heart-Care empfehlen wir Clean Food, Spurenelemente, als Superfood Nüsse und Chia sowie Bitterstoffe. Mit kalter Thermogenese, dem Betrachten der Emotionen (loslassen – reflektieren) in der Journaling-Morgenroutine und dem Fokus auf den positiven Dingen des Lebens sind Sie jetzt auf dem Power-Level 3.

Das 28-Tage-Re-Power-Programm

Die Mengenangaben auf Ihrem Teller:

1. **Füllen Sie Ihren Teller zur Hälfte mit Gemüse**, das macht satt und vital.

2. **Eine Handvoll Eiweiß (faustgroße Portion)** sättigt und liefert wertvolle Aminosäuren. Viel Eiweiß steckt in: Fisch, Fleisch, Tofu, Tempeh, Geflügel, Pilzen, Ei, Hülsenfrüchten (sogenannte Leguminosen wie Linsen, Kichererbsen, Erbsen, Bohnen, Sojabohnen, Lupinen), Nüssen, Samen, Joghurt, Quark, Eier, Buttermilch, Kefir (zum Beispiel 160 g Joghurt, 100 g Fisch/Tofu/Fleisch, Omelett aus 3 Eiern = Gesamteiweißportion pro Tag).

3. **Gesunde Fette** zum Sättigen und für den Zellaufbau: zum Beispiel 1 TL bis 1 EL Oliven- oder Leinöl, 1 bis 2 EL Nüsse oder Samen, eine daumengroße fettreiche Beilage (Oliven, Avocado).

4. **Kohlenhydrate** – hiervon bitte zurückhaltend. (Die alte Ernährungspyramide, die viele von uns noch kennen und an deren Basis sich die guten Weizenprodukte türmen, ist, wie gesagt: ver**alt**et!)

Eine faustgroße Portion ist die ideale Menge von Reis, Nudeln oder Brot. Sie sollten sich für die Vollkornvariante entscheiden und auf Weißmehlprodukte bestenfalls ganz verzichten.

Gemüse und Obst können auch tiefgefroren zum Einsatz kommen, gut eignen sich z. B. bei Spinat oder Grünkohl portionierte

Einheiten. Frische Kräuter können im Eiswürfelbehälter in kleinen Portionen eingefroren und haltbar gemacht werden.

Bitte achten Sie auf ausreichend Flüssigkeit. Es empfiehlt sich, hauptsächlich VOR und ZWISCHEN den Mahlzeiten zu trinken, damit die Magensäure nicht zu stark verdünnt wird und sich auf die Verdauung und das Unschädlichmachen von Eindringlingen konzentrieren kann.

Direkt nach dem Aufstehen trinken Sie bitte 2 Gläser Wasser oder Zitronenwasser, gerne ayurvedisch warm. Zusätzlich sind über den Tag verteilt Früchte- und Kräutertees gute Flüssigkeitslieferanten. Auch Kaffee ist willkommen. Genießen Sie maximal 2 Tassen bis 14.00 Uhr. Suppen und Smoothies zählen auch auf das Flüssigkeitenkonto ein. Nieren- und Herzgesunde brauchen je nach sportlicher Aktivität, Sauna oder Außentemperatur 2 bis 3 Liter Flüssigkeit pro Tag. Im Zweifel gilt wie immer: den Arzt/die Ärztin fragen.

Die Zubereitung:
Sie halten kein Kochbuch in den Händen. Vielmehr möchten wir Ihren Experimentiergeist fördern und Ihnen Lust auf einfache, gesunde und schmackhafte Nahrung machen, deren Zubereitung Sie leicht in Ihren Alltag einbauen können.

Hier noch ein paar generelle Hinweise:
Gibt es bei den Rezepten keine ausdrücklichen Mengenangaben, vertrauen wir auf Ihren guten Geschmack und das »Bauchgefühl«, auf das es ja wieder mehr zu achten gilt. Die Menge bezieht sich, wenn nicht anders angegeben, auf eine Portion.
Eine Messerspitze Zimt kann bei Belieben auf einen Teelöffel oder mehr gesteigert werden. Wer die Smoothies »grüner«

mag, experimentiert mit der Menge der zugegebenen Blätter. Bei Schärferem wie Ingwer & Co. entscheidet Ihr Geschmack. Es sollte prinzipiell wegen des Zuckergehaltes nicht mehr als ein ganzes Stück einer Obstsorte verwendet werden. Mengenangaben von Beeren und Flocken beziehen sich auf eine Handvoll.

Optimale Nahrungsmittel sind: bio, regional, möglichst saisonal, unverpackt und unverarbeitet, Fleisch, Eier, Milch kommen aus Weidehaltung und Biobetrieben. Fisch und Meerestiere aus zertifiziertem Fang.

Das Baukastenprinzip für Smoothies und Shakes

Aus den acht Zutaten können Sie schnell und unkompliziert eine vollwertige köstliche Trinkmahlzeit herstellen.

1. **Flüssigkeit:** gefiltertes, stilles Wasser, Kokoswasser, kalter Tee, pflanzlicher Milchersatz (Mandel-, Kokos-, Soja-, Hafer-, Reisdrink)
2. **Gemüse:** Blattspinat, Gurke, Brokkoli, Stangensellerie, Grünkohl, Karotte, Feldsalat, Rote Bete
3. **Obst:** Beeren (bevorzugt), Apfel, Banane (besser etwas unreif), Trauben, Orange, Datteln
4. **Fette:** Omega-3-haltige: Leinsamen, Chiasamen, Walnüsse, Algenöl; Omega-6-haltige: Sonnenblumenkerne, Tahin (Sesampaste), Avocado, Mandeln
5. **Probiotika:** Kefir, Buttermilch, Skyr, fermentiertes Gemüse, Ayran, Kombucha, Naturjoghurt
6. **Ballaststoffe:** Leinsamen, Buchweizen, Flohsamen, Chiasamen, Quinoa, Hirse, Dinkel, Haferkleie, Weizenkleie
7. **Proteine/Eiweiß:** veganes Proteinpulver (zum Beispiel Lupinen- oder Erbsenprotein)
8. **Toppings:** Ingwer, Zimt, Kakao, Kokosflocken, Macha, Minze, Kurkuma

Für das Mixen der grünen Smoothies ist der Einsatz eines Hochleistungsmixers erforderlich, damit die Pflanzenbestandteile aufgebrochen werden und ein sämiges Getränk gleichmäßiger Konsistenz entsteht. So ein Mixer kann noch viel mehr und ist, einmal erworben, aus der Küche nicht mehr wegzudenken.

Das Body-Mind-Prinzip

Passend zu den einzelnen Organen ist der jeweilige **Care-Gedanke** auf die Bereiche Health, Heart, Mind und Soul abgestimmt und bildet so ein umfassendes Body-Mind-Konzept. Von der Nahrung in die Zelle, von der Atmung in die Seele, von der Bewegung in den Körper, von der Handlung in das Bewusstsein …

Let's get started …

Darm –
HEALTH CARE

Intro

Alle Nahrungsmittel und Anregungen in dieser Woche entlasten und beruhigen den Darm und unterstützen den Aufbau des gesunden Mikrobioms, damit er wieder für unsere Gesundheit aktiv werden kann. Da Gehirn und Darm in engem Kontakt zueinander stehen, wirkt sich ein gesunder Darm auch auf die Laune und den Antrieb aus. Wir ernähren uns PUR, ohne Zusatzstoffe, bereiten die Mahlzeiten frisch und mit viel buntem Gemüse zu. Es gibt Fermentiertes, die Menge der Ballaststoffe wird gesteigert. Alle Lebensmittel dieser Woche sind auf die Einhaltung der FODMAP-Diät (ab Seite 55) abgestimmt.

Das LESS in dieser Woche ist der Alkohol. Den einmal ganz wegzulassen kann – nüchtern betrachtet – sehr interessant, heilsam und energiespendend sein!

16:8 Jede Entlastung hilft dem Darm (und auch der Leber), sich zu erholen. Daher kann diese Woche ein guter Einstieg sein, das Intermittierende Fasten kennenzulernen. Am besten 16:8, das bedeutet 16 Stunden lang fasten und nur während eines Zeitraums von 8 Stunden Nahrung aufnehmen. Oft gelingt dies am besten, wenn die nächtliche Pause mittels eines frühen Abendessens und späten Frühstücks verlängert wird.

Fastentag Wer mehr Gewicht in kürzerer Zeit verlieren möchte, versucht ein bis zwei Fastentage in der Woche einzulegen. An diesen Tagen werden maximal 500 Kalorien aufgenommen (ein Apfel mit einer Handvoll Mandeln, ein Teelöffel Leinsamen in Magerjoghurt). Über den Rest des Tages werden viel stilles Wasser und Kräutertees getrunken. Bei einzelnen Fastentagen muss der Darm nicht vorher entleert werden, wie es bei langem medizinischem Fasten notwendig ist.

Inulin Das Präbiotikum wird aus der Wurzel der Chicorée gewonnen und ist sehr gutes Futter für die guten Darmbakterien. Darüber hinaus süßt es stark und hilft bei Heißhunger. Ein Teelöffel davon in den Smoothie, Joghurt oder Shake geben.

Ballaststoffe Mindestens 30 Gramm pro Tag sollten es sein. Beginnen kann man mit einem Teelöffel Leinsamen- oder Flohsamenschalen pro Tag. Diese Menge langsam auf täglich zwei bis drei Teelöffel steigern. Da Ballaststoffe quellen, bitte mindestens 350 ml Wasser dazu trinken und insgesamt drei Liter am Tag.

Gut für Health-Care sind Yoga, das positive Affirmieren, bewusste Atmung und das Intermittierende Fasten.

Gemüse	Obst	Probiotika/ Fermentiertes
Green Smoothie auf 300 ml Wasser Babyspinat Salatgurke Stangensellerie Grünkohlblätter jede Sorte Salat Rote Bete Möhre Fenchel	½ leicht grüne Banane Blaubeeren Himbeeren Trauben Zitrone/Limette Ananas, Kiwi, Erdbeere	Kefir Kombucha Sauerkraut Naturjoghurt Ayran Skyr Buttermilch

Porridge & Proteinshake	Obst	Probiotika/ Fermentiertes
Haferflocken oder **Quinoa** (50 g) und/oder **Proteinpulver** (30 g) auf 300 ml Wasser oder: 300 ml Mandel-, Soja-, Kokos- oder Reisdrink	1 Banane 50 g Himbeeren 50 g Blaubeeren 50 g Erdbeeren 30 g Sanddorn 1 Stange Rhabarber FODMAP-Woche!	3 EL Kefir 2 EL Kokosjoghur 2 EL Magerquark

Hauptspeise Lunch & Dinner (bei 16:8 oder »Dinner-Cancelling«)	Protein	Gesunde Fette
½ Teller Gemüse (dünsten oder in Olivenöl, Brühe, Sojasauce anbraten) Aubergine, Brokkoli, Kartoffeln, Hokkaido-kürbis, Kohlrabi, Möhren, Spinat, Süßkartoffeln, Zucchini, Kohl, Spinat	insgesamt ca. 100 g pro Tag Eier-Omelett Quinoa Tempeh Fisch Tofu Geflügel Lamm/Rind	1 bis 3 TL Oliven-, Leinöl, 1 bis 2 EL Kürbis-, Sonnenblumenkern Mandeln daumengroße fettreiche Beilage (Oliven, Avocado)

Ballaststoffe	Toppings	
Leinsamen Flohsamenschalen Chiasamen Weizenkleie Dinkelflocken Haferflocken Haferkleie Hirsekleie Inulin (max. 1 TL)	Sonnenblumenkerne Haselnüsse Mandeln Kürbiskerne Ingwer Kurkuma (Pulver oder Stück; plus 1 Prise Pfeffer) Zimt Kräuter Minze Kokosraspeln	**Atemmeditation** mit 5 bis 10 Minuten beginnen, langsam steigern

Ballaststoffe	Das besondere Plus:	
Für mehr **Ballaststoffe**: 1 TL Leinsamen 1 L Flohsamenschalen 1 TL Chiasamen 1 EL Weizenkleie	1 Prise Vanillepulver 1 TL Kakao-Nibs 1 EL Kokosflocken ½ TL Zimt 1 TL Kakaopulver 1 Prise Kurkuma 1 EL gehackte Mandeln	**Positive Affirmation**

Kräuter & Gewürze	Kohlenhydrate	
Oregano, Rosmarin, Schnitt- lauch, Ingwer, Pfeffer, Rosmarin, Basilikum, Senf, Thymian, Koriander, Zitronen- gras, Minze Gewürze: Curry- mischung Paprika, Kurkuma u. a.	Vollkornvariante von Reis, Nudeln, Süßkartoffel, Hirse, Quinoa	**Intermittierendes Fasten** an 2 bis 3 Tagen pro Woche oder **1 Fastentag** mit 500 kcal **Yoga**

RETTICH-KOHL-KIMCHI
(FERMENTIERTES)

Notwendig: ein Liter-Glas mit Schraubverschluss,
Fermentierungsdauer vier bis fünf Tage

Zutaten:
— ½ Kopf Weißkohl (circa 350 g)
— 350 g (japanische) Lauch-
zwiebeln
— 1 EL frisch geriebener Ingwer
— 4 Frühlingszwiebeln
— ½ TL Cayennepfeffer
— 1 TL Honig, Salz

Zubereitung: Kohl (ohne Strunk) in 5 cm große Stücke, Zwiebeln und Rettich in dünne Ringe schneiden und alles zusammen in eine große Schüssel geben und gut verkneten. 1,5 EL Salz in 950 ml Wasser auflösen und dazugießen, Gefäß abdecken und 12 Stunden stehen lassen. Dann die Lake abschütten und auffangen. Die restlichen Zutaten plus ½ EL Salz hinzufügen und in das Schraubglas geben, mit Lake auffüllen, beschweren, Glas verschließen und 4 bis 5 Tage kalt stellen. Bitte einmal täglich kurz öffnen, damit Druck entweichen kann und das Glas nicht platzt. Bei Verwendung spezieller Fermentiergläser ist das nicht notwendig. Das Kimchi ist 12 Wochen haltbar.

Das perfekte Probiotikum für den Darm: 2 bis 3 EL frisches Sauerkraut pro Tag als »Snack«.

BUTTERMILCHSHAKE
MIT HIMBEEREN

— 200 g Himbeeren
— 250 ml Buttermilch
— 1 TL Cashewkerne
— 5 Minzblätter
— 1 TL Inulinpulver

Alles mit 2 Eiswürfeln
in einen Mixer geben.

CHIA-KURKUMA-PORRIDGE

- 30 g Haferflocken
- 1 EL Chiasamen
- 150 ml Wasser oder Mandel-, Haferdrink
- 100 g Joghurt (Kokos-, Vollmilch-, Sojajoghurt)
- ½ TL Kurkumapulver
- 1 TL Inulinpulver
- 1 Prise Zimt
- 1 EL gehackte Nüsse
- 20 g dunkle Beeren (Blaubeeren, Brombeeren; geht auch tiefgekühlt)

Haferflocken und Chiasamen in Milch/Wasser/Drink aufkochen, auf geringer Temperatur ziehen lassen, gelegentlich umrühren. Joghurt, Kurkuma und Inulin unterrühren. In einer kleinen Schüssel mit erwärmten oder frischen Beeren und Nüssen als Topping anrichten. Mit Zimt bestreuen.

BROKKOLI-LACHS-TERRINE

- 130 g Lachsfilet
- 200 g Brokkoli
- 80 g gekochte Pell-kartoffeln
- 1 Knoblauchzehe
- 1 TL Olivenöl
- 60 ml Gemüsebrühe
- 30 g Käse (Gouda, Parmesan)
- 1 Prise Salz

Kartoffeln kochen und pellen. Den Backofen auf 200 Grad vorheizen. Dann den in Röschen zerkleinerten Brokkoli mit Knoblauch und Salz in einer Pfanne in Öl anbraten, vom Herd nehmen. Pellkartoffeln in Scheiben schneiden und mit dem Brokkoli in einer Auflaufform mischen. Den Lachs würfeln, den Käse fein hobeln und beides auf das Kartoffel-Brokkoli-Bett geben. Die Brühe darübergießen und circa 15 Minuten im Ofen backen.

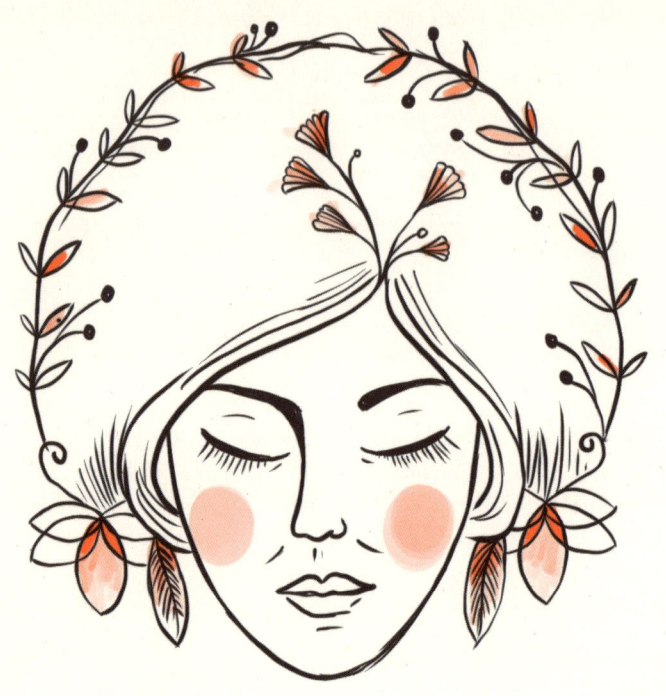

Schilddrüse
HEART-CARE

Intro

In Woche 2 des 28-Tage-Re-Power-Programms widmen Sie sich Ihrer Schilddrüse. Um sie optimal bei ihren zahlreichen Aufgaben zu unterstützen, enthalten die Gerichte kein Gluten (was in Weizen vorkommt) und kein Casein (was in Milch und Milchprodukten zu finden ist). Beides sind häufige und starke Allergene. Besonders das Weglassen des Weizenklebers Gluten kann sehr positive Wirkungen auf die Schilddrüsengesundheit haben.

Stattdessen verwenden Sie Lebensmittel, die reich an Selen, Zink, Vitamin D und Omega-3-Fettsäuren sind. Ein überaktives Immunsystem, das bei der Schilddrüsenunterfunktion oft eine entscheidende Rolle spielt, kann beruhigt werden. Entzündungshemmende Kräuter und Gewürze und eine proteinreiche Kost unterdrücken stille Entzündungen, beugen Heißhungerattacken vor, kurbeln den Stoffwechsel an und wirken sich positiv auf Ihr Gewicht aus. Der Herzraum – unser Heart-Care – wird durch Journaling und Dankbarkeit erweitert und mit gezielten Atemübungen beruhigt.

Gemüse	Obst	Probiotika/ Fermentiertes
Green Smoothie auf 300 ml Wasser Babyspinat Salatgurke Stangensellerie Grünkohlblätter jede Sorte Salat Rote Bete Mangold	Sauerkirschen Banane Apfel 2 Aprikosen Birne 50 g Himbeeren	Kombucha Sauerkraut Sojajoghurt
Porridge & Proteinshake	Obst	Probiotika/ Fermentiertes
Haferflocken (glutenfrei) 50 g oder Proteinpulver 30 g auf 300 ml Wasser oder 300 ml Hafer-, Soja-, Kokos- oder Reisdrink	½ Banane 50 g Himbeeren 50 g Blaubeeren 50 g Erdbeeren 30 g Sanddorn 1 Stange Rhabarber	3 EL Sojajoghurt 2 EL Kokosjoghur 1 TL Inulinpulver
Hauptspeise Lunch & Dinner (bei 16:8 oder »Dinner-Cancelling«)	Protein	Gesunde Fette
½ Teller Gemüse (dünsten oder in Olivenöl, Brühe, Sojasauce anbraten) Blumenkohl, Brokkoli, Portulak, Weißkohl, Kartoffeln, Kohlrabi, Rosenkohl, Paprika, Zwiebeln, Spargel, Pilze	ingesamt ca. 100 g pro Tag Knochenbrühe, Rindfleisch, Fisch (Lachs, Hering, Makrele, Forelle), Leber, Eier, Pilze, Linsen	1 bis 3 TL Oliven-, Leinöl (nicht erhitzen), 1 bis 2 EL Sonnen blumenkerne, daumengroße fettreiche Beilage (Oliven, Avocado)

Ballaststoffe	Toppings	
Leinsamen Weizenkleie Dinkelflocken Haferflocken (glutenfrei) Hirsekleie	1 gehackte Paranuss 5 gehackte Haselnüsse 2 cm Kurkumaknolle/ 1 Prise Pulver (plus 1 Prise Pfeffer) Zimt	**10 Minuten Journaling** kalte Dusche/ Kaltschwimmen (Kalte Thermogenese)

Ballaststoffe	Das besondere Plus:	
für mehr **Ballaststoffe**: 1 TL Leinsamen L Flohsamenschalen 1 TL Chiasamen 1 EL Weizenkleie	1 Stück geraspelte Zartbitterschokolade (über 70 % Kakaoanteil) ½ TL Zimt 1 TL Kakaopulver 1 Prise Kaffeepulver	**Drei-Minuten- Atemraum**

Kräuter & Gewürze	Kohlenhydrate	
Kurkuma, Kreuz- kümmel (Cumin), Ingwer, Salbei, Thymian, Bärlauch, Zimt, Basilikum, Knoblauch, Brenn- nessel, Chilischote (Capsaicin) plus 2 Tassen grünen Tee trinken)	Vollkornreis, Süßkartoffeln, Hirse, Quinoa, Bulgur	**Dankbarkeits- tagebuch** **5 000 bis 10 000 Schritte täglich** **2- bis 3-mal pro Woche 16:8-Fasten**

Fluss-diagramm zur Zubereitung Ihrer täglichen drei Mahl-zeiten

133

KNOCHENBRÜHE

Wir empfehlen folgendes Rezept für Nicht-Vegatarier und Nicht-Veganer auch besonders bei Autoimmunerkrankungen der Schilddrüse (Hashimoto). Sie wirkt antientzündlich, stärkt die Darmbarriere bei Leaky-Gut, ist ein guter Proteinlieferant, enthält viele Aminosäuren, stärkt das Immunsystem, hilft gegen »Brain Fog«, enthält Kollagen, ist gut für Haut, Nägel und Haare, und die Brühe ist nicht zuletzt glycinhaltig.

- 3 kg Knochen vom Weidetier
- 3 Zwiebeln
- 4 L Wasser
- 1 EL Salz
- ½ Tasse Apfelessig
- 1 Karotte, Gemüse nach Belieben (Sellerie, Suppengrün)
- 18 bis 48 Stunden ziehen lassen
- 1 große Knoblauchzehe
- 1 daumengroßes Stück Ingwer

1. Die Karotte, das restliche Gemüse und 2 Zwiebeln in grobe Stücke schneiden. Knoblauch und Ingwer schälen und zerkleinern.
2. Die Knochen in einen großen Topf geben und mit einer zerteilten Zwiebel anbraten.
3. Das Gemüse hinzugeben, weiter rösten lassen.
4. Alles mit gefiltertem Wasser und dem Apfelessig auffüllen und 4 Stunden köcheln lassen.
5. Knochenbrühe durch ein Sieb in einen anderen Topf abgießen. Wer mag, würzt sie individuell mit verschiedenen Gewürzen und Kräutern.
6. Portionieren und kalt stellen/einfrieren oder sofort verwenden. Sie dient als Grundlage für Gemüsesuppen oder auch als Heißgetränk, als Proteinboost, für zwischendurch.

RE-POWER
STOFFWECHSELBOOSTER-TEE

Dieser Tee regt den Stoffwechsel
und den Lymphfluss an
und dämpft das Hungergefühl.

— 1 TL Koriandersamen
— 1 TL Kreuzkümmelsamen
— 1 TL Fenchelsamen
— 1 Stück geschälte, zerkleinerte Ingwerknolle
  (Menge je nach Geschmack)
— 1 Prise Kurkuma (je nach Geschmack)

Alle Zutaten mit etwa einem Liter Wasser in einem Topf kurz aufkochen und bei niedriger Temperatur 10 Minuten köcheln lassen.
In eine Thermoskanne füllen und den Tee über Tag verteilt trinken.

Nebenniere
MIND-CARE

Intro

In der 3. Woche des 28-Tage-Re-Power-Programms wollen wir Sie darin unterstützen, Ihre Nebennieren zu stärken, zu beruhigen und übermäßigen Stress abzubauen. Durch mineralstoff- und vitaminreiche Nahrung (u. a. mit viel Magnesium und B-Vitaminen) wird die Stimmung angehoben und stillen Entzündungen vorgebeugt.

Ihr Gehirn dankt es Ihnen mit guter Laune und klarem Geist, weil Blutzuckerspitzen mit nachfolgender Unterzuckerung vermieden werden. Nahrungsmittel mit hoher Blutzuckerwirkung wie schnell wirksame Kohlenhydrate aus Süßigkeiten, Weißmehl, Kuchen, Marmeladen oder Chips streichen wir vom Speiseplan. Früchte mit hohem Zuckergehalt, Fast Food, verarbeitete Lebensmittel, Trockenobst und (zu viel) Koffein sind diese Woche tabu. Stattdessen essen Sie viel Gemüse, wenig und nur fruchtzuckerarmes Obst, gesunde Fette und sättigende Proteine.

Außerdem gibt es Nahrung, die viel vom Wirkstoff Spermidin enthält. Dieser kann im Körper die Vorteile des Fastens imitieren. Fasten ohne Fasten sozusagen. Spermidin kurbelt die Autophagie (»Zellentrümpelung«) ebenso an, ohne den initialen Stress einer Fastenkur auszulösen (siehe ab Seite 185). Besonders Vegetarier und Veganer sollten ihren Vitamin-B12-Wert checken lassen und ggf. ergänzen.

Da Weizenkleie der Top-1-Lieferant u. a. für Spermidin, Magnesium und B-Vitamine ist, steht sie diese Woche oft auf dem Speiseplan. In Smoothies, Shakes, Müsli, über den Joghurt gestreut, in Form von Pancakes oder Gemüsepatty. Versuchen Sie, auf Kaffee zu verzichten. Wenn das zu schwer fällt, genießen Sie bewusst eine Tasse – und die bis spätestens 14 Uhr.

Tipp: Zum Zubereiten der Speisen eignet sich ausnahms-
weise gut Kokosöl, da es bis fast 200 Grad hitzestabil ist und daher beim Kochen nicht zu den ungesunden Transfetten oxidiert.
In dieser Woche darf gerne etwas mehr gesundes Fett gegessen
werden.

Für einen klaren ausgeglichenen Geist und innere Stabilität
wird der Vagusnerv aktiviert und meditiert.

Gemüse	Obst	Probiotika/ Fermentiertes
Green Smoothie auf 300 ml Wasser Babyspinat Brokkoli Grünkohlblätter Mangold	½ Banane Apfel Dattel ½ Orange Grapefruit Feige	Kombucha Sauerkraut Sojajoghurt

Porridge & Proteinshake	Obst	Probiotika/ Fermentiertes
Haferflocken 50 g auf 300 ml Wasser oder 300 ml Hafer-, Soja-, Kokos- oder Reisdrink **Buchweizenpancakes**	Feige Apfel 20 g Brombeeren Orange Grapefruit	3 EL Sojajoghurt 2 EL Kokosjoghur

Hauptspeise Lunch & Dinner (bei 16:8 oder »Dinner-Cancelling«)	Protein	Gesunde Fette
½ Teller Gemüse (dünsten oder in Kokosöl, Brühe, Sojasauce, Knoblauch, Zwiebeln anbraten) Spinat, Tomaten, Auberginen, Erbsen, Lauch, Artischocken	insgesamt ca. 100 g pro Tag Hummus, Lachs, Fleisch, Linsen, Kichererbsen, Tempeh, Pilze	3 TL Oliven-, Lein (nicht erhitzen), 2 EL Sonnen- blumenkerne, daumengroße fettreiche Beilage (Oliven, Avocado

Fluss-
diagramm zur
Zubereitung
Ihrer täglichen
drei Mahl-
zeiten

Ballaststoffe	Toppings	
Leinsamen Weizenkleie Dinkelflocken Haferflocken Hirsekleie	2 TL gehackte Mandeln 1 TL Sonnen-blumenkerne 2 cm Kurkuma-knolle/1 Prise Pulver (plus 1 Prise Pfeffer) Zimt	Wenn möglich, bis 8.00 Uhr schlafen Jeden Tag ausreichend frühstücken! 10 bis 15 Minuten Meditation

Getränke	Das besondere Plus:	
wenn Kaffee, dann **Bulletproof Coffee** (nächste Seite) grüner Tee Früchtetee Kräutertee Ingwertee (Obstsaft meiden)	1 Stück geraspelte Zart-bitterschokolade (über 70 % Kakaoanteil) ½ TL Zimt 1 TL Kakaopulver	kurze **Yogaeinheit**

Kräuter & Gewürze	Kohlenhydrate	
ur Teezubereitung: Ginseng, Kamille, Lavendel, Süßholzwurzel Als Ergänzung oder als Pulver in den Smoothie: Ashwagandha, Rhodiola rosea	Kleiebratling (Rezept nächste Seite), Vollkornreis, Amaranth, Süßkartoffeln, Hirse, Quinoa, Bulgur	**Yoga** oder **Bodyscan** **Spaziergang** 5 000 bis 10 000 Schritte auf **Schlafhygiene** achten mindestens 8 h Schlaf

MANGO-WEIZENKLEIE-SMOOTHIE

- 1 Mango
- 3 EL Weizenkleie
- 250 ml Wasser/ Kokoswasser/Haferdrink

Alle Zutaten im Mixer schön sämig pürieren. Im Sommer werden 2 Eiswürfel dazugemixt.

KLEIEBRATLINGE
(für 2 Personen)

- 30 g Weizenkleie
- 40 g Haferkleie
- 100 g Buttermilch
- 2 TL Leinsamenschrot
- 3 EL geraspelte Karotten
- 1 Prise Salz

Alle Zutaten miteinander vermengen und abschmecken. Aus der Masse Bratlinge formen und dünn mit Olivenöl einpinseln. Im Ofen bei 200 Grad 20 bis 30 Minuten backen (Backzeit ist größenabhängig).

BULLETPROOF-COFFEE

Diese bekömmliche Kaffeevariation lässt das Koffein langsamer anfluten und führt nicht zu hohen Koffeinspitzen im Blut. Außerdem sättigt sie und gibt lange Energie.

- 200 ml Filterkaffee
- 1 EL Butter, am besten aus Weidehaltung
- 1 EL Kokosöl/MCT-Öl

Alles sämig mixen, gegebenenfalls mit 1 Prise Kakao und/oder Zimt genießen.

Hormone
SOUL-CARE

Intro

In Woche 4 des 28-Tage-Re-Power-Programms widmen wir uns Ihren wichtigsten weiblichen Hormonen: Östrogen und Progesteron. Wir möchten Imbalancen ausgleichen und einer Östrogendominanz (ab Seite 208) entgegenwirken. Besonders gilt es, Fremdhormone aus der konventionellen Tierhaltung, Schadstoffe aus Plastikverpackungen (u. a. BPA) und Kosmetika sowie Obesogene (Seite 213) zu vermeiden.

In dieser Woche gibt es ausreichend Sirtfood, sirtuinreiche Nahrung, die den Stoffwechsel ankurbelt, Muskeln erhält und das Hormonsystem positiv beeinflusst. Die Leber wird durch Kräuter und Bitterstoffe beim Entgiften unterstützt. DIM aus Brokkoli & Co. helfen dabei – auch als Schutz vor negativen Hormonwirkungen auf das Brustgewebe.

Dafür verzichten wir, genau wie in Woche 1, auf Alkoholisches. Für gute Laune gibt es viel Tryptophan, Vitamin D und Vitamin B. Kalziumreiche Nahrung unterstützt die Knochen, HIIT fördert den Muskelaufbau und sorgt für gute Stimmung. Als Soul-Care fördern die Metta-Meditation und positives Affirmieren, Hormonyoga und Massagen die enge Verbindung zu Ihrer Seele.

Gemüse	Obst	Probiotika/ Fermentiertes
Green Smoothie auf 300 ml Wasser Brokkoli Fenchel Grünkohlblätter Mangold Spinat Rucola ½ Avocado	½ Orange Grapefruit Limette Zitrone ½ Banane Apfel 30 g Heidelbeeren 30 g Himbeeren	Kombucha Sauerkraut Sojajoghurt Kefir Naturjoghurt

Porridge & Proteinshake	Obst	Probiotika/ Fermentiertes
Buchweizen-/ Haferflocken 50 g auf 250 ml Wasser **Proteinpulver** 30 g auf 300 ml Wasser oder Hafer-, Soja-, Kokos- oder Reisdrink	(wenig, die Leber macht Fruchtzuckerpause) 20 g Brombeeren Grapefruit stattdessen: 1 TL Mandelmus 1 TL Cashewmus	2 EL Kefir 3 EL (Soja-)Joghur 2 EL Kokosjoghurt 1 TL Apfelessig fermentiertes Gemü Misopaste (Suppe) Knochen- und Gemüsebrühe

Hauptspeise Lunch & Dinner (bei 16:8 oder »Dinner-Cancelling«)	Protein	Gesunde Fette
½ Teller Gemüse (dünsten oder in Öl, Brühe, Ghee anbraten) Knoblauch, Zwiebeln, Brokkoli, Rosen-, Rot-, Grün-, Schwarzkohl, Paprika, Möhre, Mangold, Zucchini, Süßkartoffel **Fermentiertes**: Kimchi, saure Gurken, Misosuppe	insgesamt ca. 100 g pro Tag Hummus, Lachs, Weiderind, Linsen, Kichererbsen, Tofu, Tempeh, Pilze, Edamame	3 TL Oliven-, Leinöl (nicht erhitzen), 2 EL Sonnen- blumenkerne, daumengroße fettreiche Beilage (Oliven, Avocado, Mandeln)

Ballaststoffe	Toppings	
Leinsamen Weizenkleie Dinkelflocken Haferflocken Hirsekleie	2 TL gehackte Walnüsse 1 TL gehackte Cashewkerne 2 cm Kurkumaknolle/ 1 Prise Pulver (plus 1 Prise Pfeffer) Zimt 2 EL Sanddornsaft	Metta-Meditation Dankbarkeits-Tagebuch
Getränke	**Gegen Heißhunger:**	
ggf. mit Calcium angereichertes Mineralwasser **Tee** Matcha/Grüntee Mariendisteltee Löwenzahntee Brennesseltee Matetee	3 EL Hüttenkäse ½ Apfel Pampelmuse 10 Mandeln Edamamesnack 100 g Naturjoghurt Zimt 1 EL Hummus mit Gemüsesticks 1 gekochtes Ei 50 g Rindfleisch/Lachs/Tofu **Bittertropfen**	Leberwickel kurze Atemübung
Kräuter & Gewürze	**Kohlenhydrate**	
Salbei, Melisse zur Teezubereitung: Baldrian, Rotklee, Johanneskraut, Ginseng, Kamille, Lavendel, Süßholz-wurzel als Ergänzung oder als Pulver in den Smoothie: Ashwagandha, Traubensilberkerze, Rhodiola rosea	**Kleiebratling** Buchweizen, Vollkornreis, Amaranth, Süßkartoffeln, Hirse, Quinoa, Bulgur	**HIIT, Massage** **Hormonyoga** **2- bis 3-mal pro Woche 16:8-Fasten**

BANANEN-PANCAKE

- 1 Banane
- 1 Ei
- 2 EL Weizenkleie

Banane und Ei im Mixer kurz zu einer sämigen Masse pürieren.
Dann die Weizenkleie dazugeben und erneut mixen. Die Masse
mit etwas Pflanzenöl in der Pfanne zu einem Pfannkuchen backen.
Als Topping eignen sich Beeren, Kakaopulver oder Kokosflocken.

HUMMUS
(einfach und einfach köstlich)

- 400 g Kichererbsen (Glas, Tetrapack) oder gekocht
- 5 EL Tahini (Sesammus)
- 1 Knoblauchzehe
- 1 EL Olivenöl

Die Kichererbsen gut waschen und abtropfen lassen. Alle Zutaten
mit dem Handmixer pürieren, je nachdem welche Konsistenz Sie
bevorzugen, gegebenenfalls Wasser dazugeben. Mit Paprika-
pulver/Kreuzkümmel und etwas Olivenöl oder einem Spritzer
Zitrone in einer Schale anrichten.

MATCHA LATTE

- 250 ml Sojadrink
- 1 Sternanis, Zimt
- ½ TL Matchapulver

Sojadrink mit Sternanis und Zimt 5 Minuten köcheln lassen, dann
Sternanis herausnehmen. Das Matchapulver dazugeben und mit
dem Zauberstab schön sämig mixen oder mit dem Schneebesen
aufschäumen.

GEMÜSE-WOK MIT TOFU
(für 2 Personen)

- 200 g Grünkohl
- 200 g Tofu
- 1 rote Paprika
- 1 Knoblauchzehe
- 1 Zwiebel
- 1 kl. rote Chilischote

- 3 EL Sojasauce
- 2 bis 3 TL Ghee/Olivenöl
- 100 ml Gemüsebrühe
- 3 cm Ingwer
- Prise Salz
- 10 Cashewkerne

Ghee/Olivenöl in Topf erhitzen, Tofu in 1 cm große Stücke würfeln und leicht braun anbraten, dann herausnehmen. Zwiebeln, Knoblauch, rote Paprika, Chili, Ingwer und den Grünkohl im Fett 2 Minuten braten. Dann die Sojasauce und die Gemüsebrühe dazugeben, das Ganze circa 6 Minuten bei mittlerer Hitze garen, mit Salz abschmecken. Am Schluss die zerhackten Cashewkerne und die Tofuwürfel dazugeben.

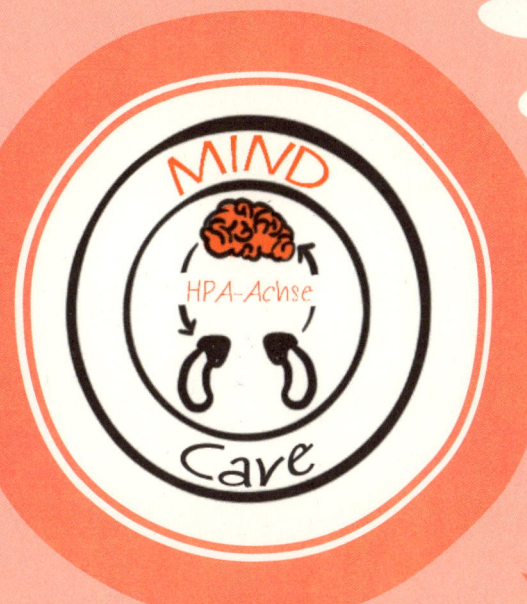

KLARER KOPF: NEBENNIEREN, VAGUS-NERV UND MIND-CARE

Für (geistige) stressfreie Balance sorgen im Körper vor allem die beiden Player Nebennieren und Vagusnerv. Letzterer rebalanciert das gesamte Nervensystem und aktiviert das Immunsystem. Wenn das nichts ist! Darum zeigen wir Ihnen, wie Sie den durch chronischen Stress beleidigten Vagotonus durch tägliche Rituale wieder versöhnlich stimmen und aktivieren. Dann klappt es auch wieder mit der Konzentration, und der Nebel im Gehirn lichtet sich. Viva el Vagus!

Kapitel 3

MIND-CARE:
Wie wir über den Vagusnerv und die Nebennieren unser Stressniveau senken und die Gehirnleistung stärken

Wir haben schon darauf hingewiesen, dass es Darm und Schilddrüse nicht gerne hektisch mögen. Aber wer mag das schon? Eben! Darum ist es jetzt an der Zeit, dass wir uns das Thema mal von einer anderen Seite anschauen.

Der mächtigste Verbündete im Körper gegen Stress ist nämlich der 10. Hirnnerv, der Vagusnerv (kurz Vagus). Aber auch die Nebennieren haben maßgeblichen Einfluss darauf, ob wir klar denken können. Schauen wir uns diese beiden Player einmal an:

Innere Selbstheilung mit Hilfe des »umherwandernden« Nerven

Als Hauptnerv des parasympathischen Nervensystems steuert der Vagus die inneren Organe. Weil er den gesamten Körper durchzieht vom Gehirn bis zu den Nieren, wird er auch als *umherschweifender Nerv* bezeichnet. Er stellt die inneren Organe und Gewebe auf einen Ruhe- und Verdauungsmodus ein und ist eine direkte Datenautobahn zum Gehirn. Er wacht darüber, dass

Verlauf des Vagusnervs

Zu 80 Prozent
kommuniziert er vom
Körper zum Gehirn

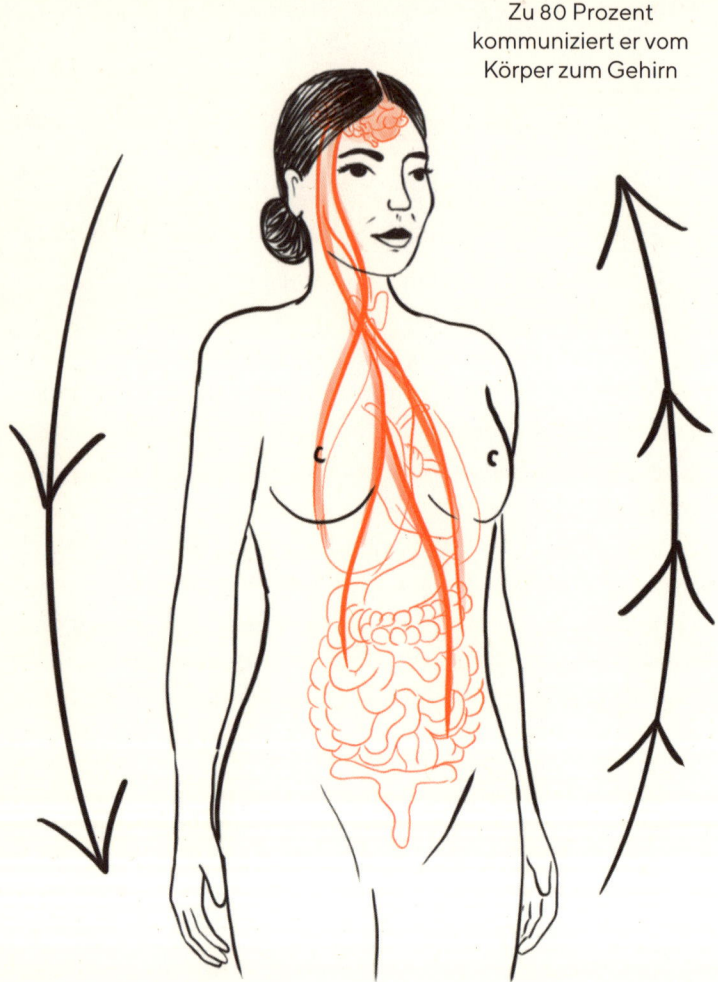

Zu 20 Prozent kommuniziert
der Vagusnerv vom
Gehirn zum Körper

wir ruhig und besonnen sind. Somit steht unser Vagusnerv im engen Zusammenhang mit Entspannung und tiefer Erholung und ist von großer Bedeutung für die Fähigkeit des Körpers zur Selbstheilung.

Ist er zu wenig aktiv, spricht man von einem niedrigen Vagotonus, d.h., er setzt seinem Gegenspieler, dem Sympathikus, nicht genug Power entgegen. Der Stress in unserer modernen Gesellschaft bringt dieses leider mit sich. Hält der Zustand länger an, lässt die Darmfunktion nach, Autoimmunerkrankungen können sich entwickeln, Nervenzellen untergehen. Man weiß heute auch, dass neben diesen und vielen anderen möglichen körperlichen und geistigen Symptomen ein niedriger Vagotonus auch mit einem schnelleren Alterungsprozess einhergeht – nicht schön!

Symptome bei niedrigem Vagotonus sind:
- Bluthochdruck
- Verstopfung
- Verminderte Gallensäurenproduktion (dadurch werden Fettsäuren und Giftstoffe schlechter abgebaut)
- Verminderte Magensäureproduktion
- Vermindertes Sättigungsgefühl
- Herzrasen
- Erhöhtes Risiko für Herzkrankheiten
- Libidoverlust
- Häufiges Wasserlassen
- Angst, Unruhe
- Stressassoziierte Erkrankungen
- Schwaches Immunsystem

Wie steht es um Ihren Vagotonus?

**Vergeben Sie einen Punkt für jede Antwort,
die Sie mit Ja beantworten**

Körperlich

Leiden Sie unter:

— Einschlafstörungen,
— permanenter Müdigkeit/
  Schlappheit,
— Konzentrationsstörungen,
— Bluthochdruck,
— Nervosität,
— Kopfschmerzen/Migräne,
— verspannten Muskeln,
— Verdauungsstörungen,
— Magenschmerzen,
— Herzschmerzen,
— Schwindel,
— Herzrasen,
— Angst,
— Unruhe,
— Libidoverlust,
— ständigem Hunger,
— Appetitlosigkeit,
— Heißhungerattacken?
— Kommen Sie morgens nur
  schwer aus dem Bett?

Geistig

Leiden Sie unter:

— »Brain Fog«,
— Konzentrationsstörungen,
— innerer Unruhe,
— Traurigkeit/depressiven
  Verstimmungen,
— Ängsten?
— Fühlen Sie sich oft ohne
  Hoffnung?
— Haben Sie häufig
  Weinkrämpfe?
— Werden Sie von Ängsten
  geplagt?
— Verspüren Sie immer wieder
  einen Kloß im Hals?
— Sind Sie viel am Grübeln?

Mind-Care

— Können Sie schlecht »Nein«
  sagen?
— Schweifen die Gedanken ab?
— Neigen Sie zu Perfektionismus?
— Sind Sie sehr ehrgeizig?
— Haben Sie das Interesse
  verloren (an anderen Men-
  schen, an Sport, Kultur etc.)?
— Fühlen Sie sich ständig
  gehetzt?

- Sind Sie extrem ungeduldig geworden (unterbrechen andere beim Reden, bringen Dinge nicht zu Ende)?
- Können Sie sich schwer entscheiden?
- Drängeln Sie im Straßenverkehr?
- Rauchen Sie?
- Nehmen Sie Beruhigungsmedikamente?
- Treiben Sie nur selten oder sehr exzessiv Sport?
- Sind Sie ein Workaholic?
- Stehen Sie unter Doppelbelastung (Familie und Beruf)?
- Ist der letzte Urlaub mehr als zwei Jahre her?
- Haben Sie weniger als eine Stunde am Tag nur für sich (Alleinsein, Nichtstun)?

AUSWERTUNG:

Punkte 0 bis 10 Bei Ihnen ist alles im grünen Bereich, auch wenn einzelne Stresssymptome vorhanden sind und es gut wäre, auf den Lebensstil zu achten und mehr Entspannung einzubauen.

Punkte 11 bis 28 Sie haben einen zu hohen Sympathikotonus. Sie führen ein stressiges Leben, auch wenn Sie es selbst nicht wahrhaben wollen. Wir raten Ihnen, eine Entspannungstechnik wie Body-Scan, Yoga oder Meditation regelmäßig in Ihren Alltag einzubauen. Ihr Vagusnerv hat Unterstützung dringend nötig, damit Sie nicht in eine totale Nebennierenerschöpfung reinrasseln. Machen Sie eine Pause vom Intervallfasten, falls Sie dies praktizieren.

Punkte 30 bis 37 Ihre Nebennieren sind völlig erschöpft. Sofortiges Kürzertreten ist für Ihre Gesundheit sehr wichtig. Wenn das nicht in vollem Umfang möglich ist, dann bitte dringend eine Entspannungs-technik wie Body-Scan, Yoga oder Meditation erlernen und mindes-tens viermal in der Woche praktizieren. Auch wenn sich das jetzt stressig anhört, werden Sie sehen, dass es schnell Wirkung zeigt. Achten Sie unbedingt auf ausreichend Schlaf – wenn möglich bis 9 Uhr am Morgen –, unterstützen Sie Ihren Körper mit Adaptogenen, reduzieren Sie Zucker, salzen Sie Ihr Frühstücksei, und fasten Sie nicht.

Bevor Säureblocker zur Behandlung einer Gastritis (Magenschleimhautentzündung) auf den Markt kamen, wurden zur Therapie bestimmte Äste des Vagusnervs chirurgisch durchtrennt (Vagotomie). Das macht man heute nicht mehr, es gibt schonendere Methoden. Vor allem weiß man heute, dass die Magensäure vor Bakterien und Fremdstoffen schützt, Eiweiße aufspaltet und andere wichtige Funktionen hat.

Säureblocker über eine lange Zeit einzunehmen ist keine Dauerlösung. Bei Entzündungen kommen sie zum Einsatz, aber die Dauer ihrer Einnahme sollte begrenzt sein. Oft hilft bei Übersäuerung eine Umstellung der Ernährung und vor allem mehr Ruhe. Wir wollen den überaus wichtigen 10. Hirnnerven fördern und nicht kappen! (S. a. Rezepte im 28-Tage-Re-Power-Programm)

Sympathikus und Parasympathikus sind auch ein verbindender Teil der Stressachse (HPA-Achse: Hypothalamus-Hypophysen-Nebennierenrinden-Achse) zwischen unseren Hormonzentren im Gehirn und der Nebenniere. Letztere produziert das Stresshormon Cortisol. Je mehr Geschwindigkeit und Datenmengen wir in unser Leben lassen, desto weniger Kraft bekommt unser Ruhesystem, das seinen wichtigen Aufgaben dann macht- und kraftlos gegenübersteht.

Nach neuesten Erkenntnissen ist die Funktion der Stressachse auch abhängig von bestimmten genetischen Varianten, die wir in uns tragen. Wer schneller hochschreckt oder bei Horrorfilmen die Augen schließt, durch Kleinigkeiten in Unruhe versetzt wird oder sich aufregt, darf sich nicht mit denjenigen vergleichen, die Nerven aus Drahtseilen haben. Natürlich ist unsere Belastbarkeit von vielen Faktoren abhängig wie u. a. Schlaf, Hormonbalance und real existierendem Stress, dem wir aktuell oder langfristig ausgesetzt sind. Die Genetik macht übrigens nur 20 Prozent aus. Unsere Stresswahrnehmung dürfen wir also durchaus einmal unter die Lupe nehmen.

Was ist Veranlagung, was haben wir uns antrainiert oder eventuell welche Gelassenheit ist uns über die Jahre verloren gegangen? Mehr zum Thema Selbstfürsorge im Kapitel Hormone. Es ist nämlich durchaus richtig, dass Stress uns an die Nieren geht, genauer gesagt:

Stress geht mir an die Nebennieren

Ein achtsamer Umgang mit den Nebennieren wird mit einem Superbrain belohnt. Aber über wen sprechen wir hier eigentlich? Wenn Sie Ihre Hände in die Hüften stemmen – Finger hinten auf dem Rücken, Daumen vorne auf dem Bauch –, dann befinden sich die Nebennieren dort, wo Ihre kleinen Finger sind. Als hormonproduzierende Drüsen sitzen sie wie kleine dreieckige Kappen oben auf den Nieren drauf. Auch wenn sie kleine Organe sind, heißt das noch lange nicht, dass wir sie links liegen lassen dürfen. Das tun wir nämlich sehr gerne, vor allem dann, wenn stressige Phasen in unserem Leben zu lange andauern. Nach Wochen oder Monaten, in denen die Nebennieren das Stresshormon Cortisol rausgepowert haben, weil ihnen bei unserem Lebensstil auch nichts anderes übrig geblieben ist, halten sie ein Warnschild hoch: »Wenn du so weitermachst, streiken wir.«

Diese Warnung wird leicht in den Wind geschossen, gerne auch jahrelang. So lange bis unsere Freunde dann wirklich streiken. Mit dem Resultat, dass man verwundert ist über seine Schlappheit und Niedergeschlagenheit. Im wahrsten Sinne des Wortes, denn abends kann man nicht einschlafen, und morgens kommt man nicht aus dem Bett. Das nennt sich dann Nebennierenerschöpfung.

Unsere Rezepte, Anregungen und Tipps in diesem Kapitel sollen den Vagusnerv re-powern. Indem wir ihn stärken, fördern wir unsere innere Ärztin. Medizinisch heißt dieser Vorgang »den Vagotonus/Parasympathikotonus anheben«. Der Vagus besänftigt seinen Gegenspieler, den Sympathikus, der uns auf Trab hält.

Hiergegen hilft die Pflege Ihres Vagusnervs im Sinne von Mind-Care: Regelmäßige Meditation und »Vagusmassage« sind sehr wirkungsvolle Möglichkeiten, diesem Gemütschaos zu entkommen. Wir zeigen Ihnen in diesem Kapitel, wie das geht, und bieten Ihnen noch viel mehr Tipps, wie man den Vagus stimuliert und dadurch in Balance kommt. Wir zeigen Ihnen, welche Superfoods und Adaptogene, d. h. Pflanzenstoffe, die den Körper unterstützen, helfen. Auch als Vorbeugung, wenn es mal wieder rundgeht. Sie werden sehen, wie schnell Sie sich besser fühlen …

DIE TOP 15
FÜR DEN VAGUS

1. Zuckerkonsum reduzieren – Blutzuckerspiegel balancieren
2. Adaptogene – siehe Extrakasten
3. Gesichtsmassage: Wir empfehlen die Philtrum-Massage (mittleren Punkt zwischen Nase und Oberlippe massieren und drücken) oder das Ausstreichen der Schläfendruckpunkte (Schläfen, Nasenflügel, Nasenwurzel, Augenbrauen von innen nach außen und die Wangen massieren).

4. Massage: stärkt das parasympathische Nervensystem, mildert Stress und die Folgen eines hohen Cortisolspiegels

5. Gesunder Schlaf: Die Chronobiologie zählt – die Nebenniere bleibt gerne bis 9.00 Uhr liegen, s. Seite 188.

6. Ggf. Einnahme von bioidentischem Progesteron, denn das wirkt schlaffördernd, angstlösend, beruhigend, neuroprotektiv und ausgleichend.

7. Probiotika: Alles, was uns beruhigt und Ängste löst, kommt auch dem Vagus zugute und umgekehrt. Studien an Mäusen zeigten, dass die Einnahme von Milchsäurebakterien, die über den Darm wirken, über sogenannte GABA-Rezeptoren im Gehirn angstlösend und entspannend wirkte. Mehr zur Bauch-Hirn-Achse im Kapitel Darm.

8. Regelmäßig essen und vor allem das Frühstück nicht weglassen. Den »Fasten-ohne-Fasten«-Tipp gibt es unten (Spermidin).

9. Omega-3-Fettsäuren: Durch täglich ein bis drei Gramm Omega-3-Fettsäuren, über Fisch oder Öle aufgenommen, senken Sie Ihren Cortisolspiegel.

10. Entspannung: Yoga, Qigong, Tai-Chi, progressive Muskelentspannung, Meditation, ein Spaziergang, eine Tasse Tee in entspannter Atmosphäre – alles, was Sie entspannt, aktiviert den Vagus. Siehe ab Seite 241 (Metta-Meditation).

11. Social Media-Pause

12. Grenzen setzen (liebevolles Neinsagen)

13. Selbstfürsorge

14. Atmen, summen, singen, gurgeln, die Ujjayi-Atmung oder das berühmte Om: Durch langsames, tiefes Atmen in den Bauch hinein wird der Vagusnerv stimuliert. Alles, was die Stimmbänder stimuliert, aktiviert den Vagusnerv, weil er mit ihnen verbunden ist.

15. Möglichst häufig die wunderbaren Castelluccio-Linsen genießen. Ein Rezept dafür finden Sie auf der nächsten Seite.

CASTELLUCCIO-LINSEN MIT GETROCKNETEN TOMATEN UND JOGHURTDIP

Für 4 Personen:

Diese Linsen zerfallen schön beim Kochen und passen super in Salate. In 100 g Linsen ist so viel (pflanzliches) Protein enthalten wie in 100 g Putenfleisch. Unser Tipp: Besonders gut schmecken sie zu gedünstetem Fenchel und Brokkoli.

Für die Tomaten:

— 6 mittelgroße Flaschentomaten
— 3 Stängel Rosmarin
— 1 EL Olivenöl
— 2 EL Balsamicoessig
— 1 Prise Salz

Für die Linsen:

— 1 TL Salz
— 1 EL Apfelessig

— 300 g Castelluccio-Linsen (auch Berglinsen genannt)
— 3 EL Olivenöl
— 2 mittelgroße Zwiebeln
— eine halbe Knoblauchzehe, zerkleinert
— 10 EL gehackte Kräuter (z. B. Schnittlauch, glatte Petersilie, Dill)

Für den Joghurtdip:

— 250 g Joghurt (vegane Alternative: Sojajoghurt natur)
— 100 g Crème fraîche (alternativ vegane Crème fraîche)
— Je 1 Prise Salz, Zucker und Pfeffer
— Saft einer halben Zitrone
— frische Kräuter

Zubereitung: Die Tomaten können Sie auch am Vortag zubereiten, dies braucht ein wenig Zeit: Backofen auf 130 Grad vorheizen. Tomaten vierteln und auf ein Backblech mit Backpapier legen. Darauf Rosmarin, Öl, Essig und Salz verteilen. 1,5 Stunden im Ofen trocknen lassen, abkühlen, Rosmarin entfernen.

Die Linsen: Zwiebeln in Essig einlegen. In **der Zwischenzeit** Linsen in kochendes Wasser geben, 20 bis 30 Minuten köcheln lassen, abgießen. Zwiebeln, Knoblauch, Salz und Olivenöl dazugeben.

Der Dip: Joghurt mit Crème fraîche, Gewürzen, Zitrone und Kräutern verrühren.

Ohne eine gewisse Portion Aufregung und Anregung (Eustress) wäre das Leben fad, und evolutionstechnisch würden wir auch auf der Stelle treten. Denn positiver Stress treibt an und verhilft zu Höchstleistungen. Doch bei zu heftigen oder zu lang andauernden Herausforderungen kippt das System schnell. Der Körper ist in allerhöchster Alarmbereitschaft. Dabei ist es egal, ob wir wirklich in Gefahr sind oder nicht.

Dementsprechend bewirkt das aus den Nebennieren ausgeschüttete Stresshormon Cortisol, dass unser Herz anfängt zu rasen, die Atmung sich beschleunigt und die Muskeln angespannt werden. Weil alle diese Körpervorgänge viel Energie benötigen, schießt der Insulinspiegel hoch. Insulin setzt nämlich Zuckerreserven frei, die der Körper nun dringend benötigt. So ist man gewappnet für Angriff oder Flucht, den bis heute in unserem System verankerten archaischen Reflex auf eine Notsituation. Statt dass wir uns über die letzten 200 Jahre seit der industriellen Revolution an einen intensiven Alltag gewöhnt haben, nehmen im Gegenteil stressassoziierte Krankheiten wie Bluthochdruck und Burn-out in unserer Höher-schneller-weiter-Welt immer mehr zu. Inzwischen ist die Stressmedizin ein etabliertes Fach- und Forschungsgebiet.

Angriff oder Flucht, was heißt das heute? Ehrlich gesagt, alles Mögliche, man wundert sich. Statt anzugreifen, wird man aggressiv und nervös. Statt zu fliehen, wird man depressiv oder starr, leichtsinnig oder fahrlässig. Körperliche Folgen sind z. B. Bluthochdruck, Schlafstörungen, Verdauungsprobleme oder Gewichtszunahme, psychische Symptome, u. a. Aggression, Ungeduld, Konzentrationsstörungen, benebeltes Gehirn oder Grübeln. Auch Libidostörungen und Unfruchtbarkeit können sich einstellen, wenn unser Notfallsystem Sympathikus im Dauereinsatz ist. Wer denkt auf der Flucht schon ans Kuscheln? Permanente Reizüberflutung beeinträchtigt auch die Gehirnregion für Stressverarbeitung, Erinnerungsvermögen und Emotionen: den Hippocampus. Cortisol lässt diese Region schrumpfen. Wird das Gehirn mit zu viel Cortisol aus der Nebenniere geflutet, können Gedächtnisstörungen oder Wortfindungsstörungen auftreten.

Vor allem aber unterdrückt Stress das Immunsystem, das sich in ruhigen Zeiten um die Körperabläufe kümmert, die uns und der Gesundheit zugutekommen. Dazu gehören Zellreparatur- und Aufräumarbeiten, die Produktion von Abwehrstoffen, das Trainieren von Immunabwehr und natürlich die Abwehr selbst. Dadurch bleiben wir fit, gesund und jung (und entspannt schön).

Umgekehrt führt das pausenlose Feuern des Sympathikusnerven, d. h. permanenter Stress, zu einer schnelleren Zellalterung. Silent Inflammation führt zu Zellveränderungen und schadet der DNA. Ihre Schutzkappen, die Telomere, verkürzen sich.

Neueste Forschungen befassen sich nicht mehr nur mit den Untersuchungen über die Folgen des Alterns. Das Altern selbst gilt als Hauptrisiko für chronische Erkrankungen, Krebs und eine verkürzte Lebensdauer. Daher wird fieberhaft untersucht, *wie* wir altern. Bis der Alterungsprozess komplett entschlüsselt ist, wird es noch dauern, aber bestimmte Faktoren sind bereits bekannt: Ein permanent hoher Cortisolspiegel sowie hohe Blutzuckerwerte gefolgt von hohen Insulinspiegeln gelten als Hauptursache für vorschnelles Altern bzw. das Altern überhaupt.

Bis zu zehn Jahre älter sehen Frauen aus, die vor der Perimenopause jahrelang sehr gestresst waren.

Stress raubt Progesteron
Für Frauen ab vierzig ist Stress besonders schädlich, denn Progesteron wird als Vorstufe zur Cortisolherstellung verwendet.

Werden aufgrund von anhaltendem Stress große Mengen Cortisol benötigt, wird mehr von diesem Progesteronvorläufer verbraucht, der dann dem weiblichen Körper an anderer Stelle fehlt.

Auch Hungern ist übrigens Stress für den Körper. Bei Fastenkuren werden, besonders zu Beginn, erhöhte Cortisolspiegel gemessen. Darum sollten gestresste Menschen mit erschöpften Nebennieren erst wieder heilfasten oder intermittierend fasten, wenn sie sich erholt haben.

RE-POWER-TEE

Eine halbe Zitrone, 1 Scheibe Ingwer, je 1 Prise Kurkuma, Zimt und Pfeffer vermischen, alles mit 300 ml heißem Wasser aufbrühen, 5 Minuten ziehen lassen. Stärkt das Immunsystem und senkt das Stresslevel.

Was hat Cortisol mit Insulin zu tun?

Insulin fördert die Bildung von Fett, das Auffüllen der Glykogenspeicher und die Bildung von Eiweißen. Das bedeutet, je mehr Insulin ausgeschüttet wird, desto höher ist das Risiko für Übergewicht und seine Folgen.

Stresshormone wie das Cortisol sorgen dafür, dass vermehrt Insulin ausgeschüttet wird. Nicht nett! Die Gefahr, dass der Insulinspiegel dauerhaft zu hoch ist, steigt. Dies hat zur Folge, dass unser Körper nicht nur mehr Fett ansetzt, sondern auch weniger Fett aus den Fettreserven mobilisiert. Insulin ist unser einziges antilipolytisches Hormon, d. h., es hemmt die Fettverbrennung. Noch mal ganz deutlich, für alle, die ihr Bauchfett loswerden wollen: Wenn Insulin ausgeschüttet wird, wird neues Fett aufgebaut, und die bestehenden Pölsterchen bleiben leider erhalten.

Der Weg zur Wunschfigur kann darum frustrierend sein. Wenn die Gewebezellen nicht mehr auf Insulin reagieren, obwohl genug vorhanden ist, dann spricht man von Insulinresistenz. Die Insulinresistenz ist eine verringerte zelluläre Antwort der insulinabhängigen Organe. Also wird noch mehr Insulin von der Bauchspeicheldrüse ausgeschüttet, um endlich eine Wirkung zu erzielen und den Zucker in die Zellen zu schleusen. Der Insulinspiegel im Blut bleibt hoch (Hyperinsulinämie). Das Risiko für einen Diabetes-Typ-2 steigt. Was viele nicht wissen: Beim sogenannten Altersdiabetes – an dem heute auch schon stark übergewichtige Jugendliche leiden – fehlt zu Beginn kein Insulin, sondern im Gegenteil: Es ist *zu viel* Insulin im Blut. Das Verhältnis aus hohen Werten und ermatteten und überlasteten Rezeptoren stimmt nicht mehr. Viel hilft eben nicht viel. Der Ausgleich des erhöhten Insulin- und Zuckerspiegels bedeutet für den Körper eine Riesenaufgabe.

Allerdings macht die Menge das Gift. Der normale Alltagsstress oder auch die eine oder andere Ausnahmesituation bringt den Insulinspiegel nicht sofort aus dem Gleichgewicht.

Insulinresistenz

Die Insulinresistenz steht aktuell im Fokus der Wissenschaft. Stellt sich doch immer mehr heraus, dass sie DER zentrale Auslöser für stille Entzündungen und die damit verbundenen Erkrankungen und den Alterungsprozess schlechthin ist. Insulinresistenz ist wirklich ein Beauty- und Anti-Aging-Killer. Studien an gentechnisch veränderten Mäusen konnten zeigen, dass Insulin alt macht bzw. eine Insulinausschaltung das Leben verlängert. Den Mäusen war das Insulinrezeptorsubstrat-1 (IRS-1), das die Insulinwirkung vermittelt, entfernt worden. Der Effekt: Typische Alterskrankheiten traten später auf, Diabetes sogar überhaupt nicht, und die Mäuse lebten länger.

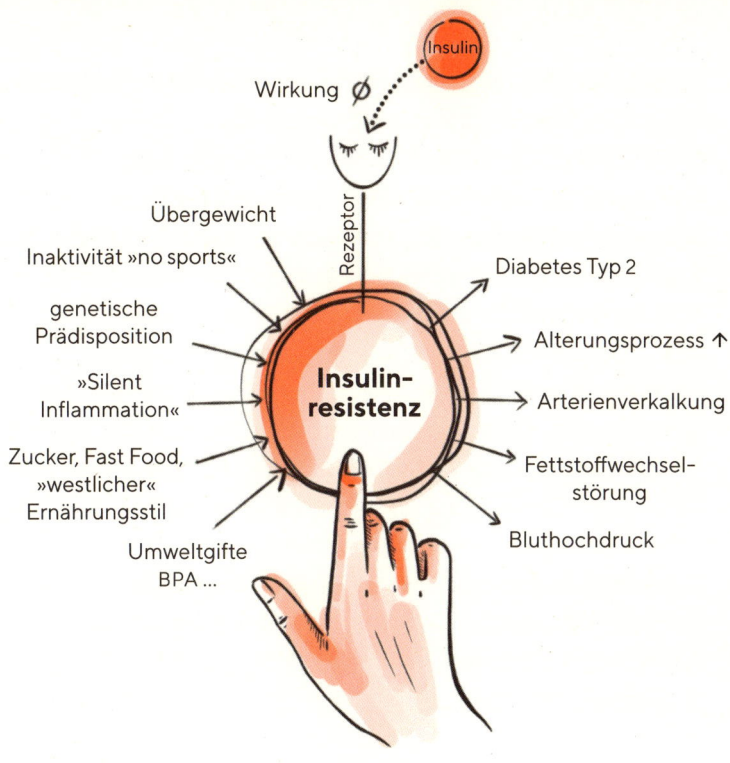

Wirkung Ø

Insulin

Rezeptor

Übergewicht

Inaktivität »no sports«

genetische
Prädisposition

»Silent
Inflammation«

Zucker, Fast Food,
»westlicher«
Ernährungsstil

Umweltgifte
BPA ...

**Insulin-
resistenz**

Diabetes Typ 2

Alterungsprozess ↑

Arterienverkalkung

Fettstoffwechsel-
störung

Bluthochdruck

INSULINRESISTENZ

- Ein hoher Insulinspiegel beschleunigt drastisch den Alterungs-
  prozess.
- Ein hoher Insulinspiegel regt die Eierstöcke vermehrt dazu an,
  Testosteron zu bilden (PCO-Syndrom).
- Eine Insulinresistenz erhöht das Risiko für Diabetes Typ 2.
- Eine Östrogendominanz wird gefördert, vor allem die schlech-
  ten Östrogenvarianten, die mit Brustkrebs in Verbindung
  gebracht werden. Dies ist ein Grund, weshalb Übergewicht ein
  erhöhtes Risiko für diesen Tumor darstellt.
- Entzündungsmarker (Zytokine, Adipokine, Interleukin) sind
  erhöht.
- Erhöhtes Risiko für Silent Inflammation.

Gründe für eine Insulinresistenz sind neben einer genetischen Disposition ein hoher Zuckerkonsum und starkes Übergewicht. Vor allem Fett, das sich im Bauch um die Organe herum befindet, das sogenannte intraabdominelle Fett, fördert eine Insulinresistenz. Man kann sagen: Jeder Mensch mit starkem Übergewicht hat irgendwann eine Insulinresistenz.

Auch spricht viel dafür, dass ein aus der Balance geratenes Mikrobiom zu einer Insulinresistenz beitragen kann oder diese verstärkt. Studien konnten zeigen, dass Silent Inflammation und Insulinsensitivität sich bessern, wenn der Darm saniert wurde.

Anti-Aging-Studien konnten zeigen, dass sowohl hohe Insulin- als auch Zuckerspiegel den Alterungsprozess beschleunigen. Auch wurde ein Zusammenhang zu einigen Krebserkrankungen bewiesen. Ein Übermaß an Zucker »verzuckert« Bausteine auch in den Zellkernen und der DNA. In diesem Kontext wird Alzheimer mittlerweile schon als Diabetes Typ 3 (es gibt 2 Typen) des Gehirns bezeichnet.

SO BEUGEN SIE EINER INSULINRESISTENZ VOR

- Meiden/reduzieren Sie Zucker.
- Achten Sie auf versteckte Zuckerquellen (Leberwurst, Ketchup, Senf).
- Verzehren Sie in erster Linie Nahrungsmittel mit einem niedrigen GI (der glykämische Index gibt das Ausmaß des Insulin- und Blutzuckeranstiegs nach dem Essen an, Tabellen dazu finden Sie im Internet).
- Bewegen Sie sich täglich 20 Minuten (schnelles Gehen, Radfahren, Schwimmen etc.).
- Essen Sie ballaststoffreich, dadurch vermeiden Sie Insulinspitzen.

- Achten Sie auf gute Proteine, siehe Tabelle auf Seite 211
- ½ TL Zimt am Tag stimuliert die Insulinwirkung
- Essen Sie Omega-3-Fette (in Wildlachs oder als Supplement)
- Gleichen Sie einen Chrommangel aus
  (200 Mikrogramm täglich)
- Gleichen Sie einen Vitamin-D-Mangel aus
- Sorgen Sie für Entspannung (Yoga, Meditation, Spaziergänge)

LESS Zucker für junge Zellen

Wir raten also generell dazu, mit Zucker vorsichtig umzugehen. Trotzdem braucht der Körper Zucker als Energiequelle, es kommt auf die Zuckerart an. Fruktose, die in Obst enthalten ist, gelangt sehr rasch ins Blut, während Glukose aus Nahrungsmitteln wie Gemüse erst langsam im Dünndarm freigesetzt wird. Dadurch schwankt der Blutzucker weniger extrem. Glukose ist also durchaus eine gute Energiequelle, vor allem wenn sie aus Gemüse stammt. Es ist darum immer eine wichtige Frage, über *welchen* Zucker wir sprechen.

ZUCKER-LEXIKON

Glukose
Traubenzucker ist Glukose, ein Einfachzucker. Sie ist Bestandteil vieler anderer Zuckerarten wie Laktose oder Saccharose. Sie gelangt vom Darm direkt in die Blutbahn, darum ist Traubenzucker als Plättchen oder in Sportriegeln ein sofortiger Energielieferant.

Fruktose
Fruktose ist der süßeste Zucker von allen, er ist in Obst, Gemüse und Getreide enthalten. Haushaltszucker besteht zu 50 Prozent aus Fruktose. Der Einfachzucker wird in der Leber in Glukose

umgewandelt, führt zu einem geringeren Anstieg des Blutzucker-
spiegels und ist darum auch für Diabetiker in Maßen geeignet.
Aber Achtung: Obst ist oft kalorienreicher, als man denkt, vor allem
als Trockenobst.

Saccharose
Saccharose ist unser weißer Haushaltszucker. Er besteht zu je
50 Prozent aus Glukose und Fruktose (und ist darum auch bei
einer Fruktoseintoleranz nicht zu empfehlen). Er wird aus Zucker-
rüben und Zuckerrohr gewonnen, ist für den Körper ein schneller
Energielieferant und ein großes Gesundheitsproblem, weil er
allem, wirklich allem zugesetzt ist: Ketchup, Apfelsaft, Chips,
Joghurt – you name it!

Laktose
Laktose ist Milchzucker, der natürlicherweise in Milch und Milchprodukten enthalten ist. Er ist verdauungsfördernd und unterstützt das Mikrobiom.

Maltose
Malzzucker entsteht durch Aufspaltung von Stärke, schmeckt
karamellartig und findet sich in Lebensmitteln wie Backwaren.

In vielen Lebensmitteln wie Fertigprodukten, Alkohol, fertigen
Frucht-Smoothies, Fruchtjoghurts, Ketchup usw. sind hohe
Mengen Zucker enthalten. Diese Zuckerflut muss die Bauchspeicheldrüse, die Insulin produziert, stemmen. Denn jedes Mal,
wenn wir Zucker essen, muss sehr viel Insulin ausgeschüttet
werden, und dieser ständig schwankende Insulinspiegel (Insulinspitzen) ist für den Körper extrem anstrengend.

Aber der Zucker wirkt sich nicht nur auf Gewicht und Gesundheit aus, sondern auch auf das Älterwerden. Das betrifft die
äußere Schönheit und die innere Jugend, denn Zucker fördert
nicht nur die Faltenbildung, sondern lässt auch jede Körperzelle
alt aussehen.

Zucker tut der Haut nicht gut, weil die Zuckermoleküle körpereigene Proteinstrukturen wie Kollagen und Elastin binden, das sind die Proteine, die unsere Haut elastisch und fest sein lassen. Durch diese Bindung, die man als Glykation oder auch »Verzuckerung« bezeichnet, werden Glykation-Endprodukte gebildet, welche die Hautalterung beschleunigen. Die Elastizität der Haut nimmt ab, Falten entstehen leichter.

Welchen Effekt Zucker auf die Körperzellen hat, weiß man aus der Telomer-Forschung, für die die amerikanische Molekularbiologin Elisabeth Blackburn 2009 den Medizinnobelpreis gewann. Telomere sind die Schutzkappen der Chromosomen. Sie sorgen dafür, dass unser Erbgut ein Leben lang geschützt ist. Mit dem Älterwerden schrumpft die Länge der Telomere, d.h., auch die Zellen altern, und parallel damit steigt die Wahrscheinlichkeit für Krankheiten wie Krebs oder Diabetes. Ein Enzym jedoch kann die Telomere reparieren: die Telomerase.

Und hier kommt wieder der Zucker ins Spiel, denn wir können die Produktion von Telomerase und damit unser biologisches Alter durch unseren Lebensstil und unsere Ernährung steuern. Mindestens drei Studien konnten zeigen, dass kürzere Telomere mit einem hohen Konsum von zuckerhaltigen Getränken zusammenhängen. Zuckerarm oder zuckerlos lebt es sich also länger gesünder und schöner.

BETTER SWEET

Für Zuckeraddicts und diejenigen, die sich nur langsam umstellen können, möchten wir hier gesündere Zuckeralternativen anbieten.

Honig
Seit Jahrtausenden gilt Honig als Allheilmittel wegen der entzündungshemmenden Inhaltsstoffe wie Inhibine und Kaffeesäure, das

Herz schützende Acetylcholin oder natürliche Antibiotikum Pinocembrin. Je nach Blütenart, von denen die Bienen sammeln, schmeckt Honig süßlicher (Raps, Klee), herber (Kastanie, Tanne) oder kräftiger (Rosmarin, Thymian).

Agavensaft
Der Saft aus der fleischigen mexikanischen Wüsten- und Heil-pflanze süßt sehr stark, man braucht also nur sehr wenig. In südamerikanischen Ländern ritzt man die Blätter an, um mit dem Saft Wunden und Entzündungen zu heilen.

Kokosblütenzucker
Kokosblütenzucker stammt aus dem Nektar der Kokospalme. Bitte auf Bio-Herkunft achten. Kokosblütenzucker hat einen niedrigen glykämischen Index und erzeugt keine großen Blutzuckerschwan-kungen. Weshalb er sich auch für Diabetiker empfiehlt. Neben der Süße enthält Kokosblütenzucker Kalium, Magnesium, Eisen und Zink.

Reissirup
Reissirup wird aus Reismehl gewonnen, das mit Wasser erhitzt und mit natürlichen Enzymen angereichert wird. Reissirup enthält Calcium, Kalium, Magnesium, Phosphor und Eisen und ist laktose-, fruktose-, gluten- und histaminfrei. Daher eignet er sich auch für Veganer und bei einer Fruktoseintoleranz.

Yaconsirup
Dieser Sirup wird aus peruanischem Wurzelgemüse gewonnen und ist reich an Calcium, Eisen, Kalium und Antioxidantien. Er enthält vorwiegend Fructooligosaccharide, die nicht in der Leber, sondern im Darm abgebaut werden und somit als Präbiotikum die Darm-bakterien füttern. Einziger Nachteil: Yaconsirup ist ziemlich teuer.

Dunkler Kakao, Zimt
Wir süßen gerne mit dunkler Schokolade oder auch Zimt (als Gewürz hat das natürlich 0 Kalorien, und trotzdem gibt Zimt vielen »süßen« Speisen das gewisse Etwas).

Physischer Hunger – psychischer Hunger

Wir möchten näher hinschauen, warum für viele Menschen der Hunger ein so unerbittlicher Gegner ist, gegen den man immer verliert. Hunger und Essen sind wie zwei Liebhaber, die nicht ohne und nicht miteinander können.

Essen ist für viele Menschen in unserer Kultur mehr als nur Nahrungsaufnahme. Welchen Stellenwert hatte Essen in Ihrer Ursprungsfamilie? Was verbinden Sie heute noch mit einer Mahlzeit: Essen oder Stress, Geborgenheit, Geselligkeit, Gemeinschaft oder Kompensation von Einsamkeit usw.?

Stress, Langeweile, Gewohnheit, Lust, Angst, Einsamkeit, Liebeskummer – es gibt viele Gründe, eine Tüte Chips oder eine ganze Tafel Schokolade im Nullkommanichts zu verputzen.

Elisabeth Blackburn und ihr Team fanden in einer kleineren Studie heraus, dass Frauen, die vor einer Mahlzeit eine kurze Achtsamkeitsübung durchführten, niedrigere Blutzucker- und Cortisolspiegel nach dem Essen hatten. Je adipöser die Frauen waren, je effektiver war die Übung. Eine größere Studie konnte zeigen, dass Menschen langfristig weniger Süßes essen und der Blutzuckerspiegel konstant niedriger bleibt, je öfter sie achtsam essen.

Achtsam essen

1. Atmen Sie viermal langsam ein und aus. Beobachten Sie Ihr Hungergefühl. Haben Sie überhaupt Hunger, wie groß ist der? Können Sie noch eine Weile warten, ehe Sie essen?
2. Wie groß ist der Hunger auf einer Skala von null (nicht hungrig) bis zehn (sehr hungrig)?
3. Essen Sie, wenn Ihr Hungergefühl größer als vier und kleiner als acht ist. Ist es größer als acht, werden Sie viel mehr essen, als Sie für ein gutes Sättigungsgefühl benötigen. Ist es

kleiner als vier, haben Sie schlicht keinen Hunger, sondern Langeweile, Stress oder was auch immer.

4. Essen Sie mit Genuss, langsam und bedächtig. Schmecken Sie den Bissen, den Sie im Mund haben, ganz bewusst.

5. Halten Sie nach fünf Minuten inne. Jetzt müsste sich über den Dehnungsreiz des Magens schon ein erstes Sättigungs-gefühl einstellen. Achten Sie darauf, was Ihr Magen Ihnen signalisiert. Wie ordnen Sie Ihr Sättigungsgefühl auf einer Skala von null (nicht satt) bis zehn (total satt) ein?

6. Wiederholen Sie die Beobachtung nach zehn bis 15 Minuten.

7. Hören Sie bei sieben bis acht auf der Skala mit dem Essen auf. Denn Sie sind dann eigentlich schon pappsatt, nur dass Sie es noch nicht merken, weil die volle Wirkung Ihrer Sättigungshormone erst nach circa zwanzig Minuten ein-setzt. Dann hat man sich aber meistens schon den Bauch (zu) vollgeschlagen.

UNSERE TIPPS:

Verwenden Sie beim Kochen Produkte, die Bitterstoffe enthalten, sie wirken generell als Hungerbremse. Gerade bei Frauen funktio-nieren Bitterstoffe sehr gut. Wer sensibel auf Bitterstoffe reagiert, bringt laut einer Studie circa 20 Prozent weniger auf die Waage. Die Sensibilität auf Bitteres kann trainiert werden. Daher häufig zu Gemüse- und Salatsorten mit einem hohen Anteil an Bitterstoffen greifen, wie zum Beispiel Radicchio, Chicorée, Rucola, Endivien-Salat, Grünkohl, Wirsing, Staudensellerie, Artischocken, Rosenkohl, Auberginen, Grapefruit.

Sanieren Sie ggf. Ihren Darm, denn vor allem ein durch zu viel Zu-cker außer Balance geratenes Mikrobiom kann auch der Grund für

Hunger oder Heißhungerattacken sein. Außerdem lässt sich prima abnehmen, wenn man die guten Darmbakterien füttert, siehe Kapitel Darm. Hier empfehlen wir eine Kur über vier Wochen mit Probiotika und/oder zwei Esslöffeln frisches rohes Sauerkraut am Abend. Sie werden merken, dass das Hungergefühl sich verabschiedet und Heißhunger-Attacken aufhören.

Unser Way out bei Heißhungerattacken

Wo ist die Schokolade? Her mit dem Baguette! Wie, die Tüte Chips ist schon leer? Die Heißhungerattacke kommt aus dem Nichts, sie ereilt einen in den unmöglichsten Momenten. So fühlt es sich zumindest an. Doch Heißhungerattacken fallen nicht vom Himmel, leider müssen wir sagen, dass sie oft hausgemacht sind.

Es lohnt sich, den eigenen Mustern auf die Schliche zu kommen. Wenn Sie z. B. feststellen, dass Ihre Heißhungerattacken zu einer bestimmten Tageszeit auftreten, dann können Sie *rechtzeitig* ein Glas Wasser trinken oder zehn ungesalzene Mandeln essen, um Ihren Blutzuckerspiegel zu stabilisieren. Oder wenn die Heißhungerattacken immer nach einem anstrengenden Gespräch mit Kollegen, Partnern oder Teenagerkindern auftreten, dann müssen Sie sich eventuell beruhigen, belohnen oder trösten. In jedem Fall scheinen andere Gründe für den Drang, sofort zu essen, dahinterzustehen, die mit echtem Hunger und Kalorienzufuhr herzlich wenig zu tun haben.

Auch ein Magnesiummangel kann die Ursache sein. In stressigen Phasen, oder auch während der Periode, benötigt der Körper deutlich mehr Magnesium als üblich. Wenn man das nicht weiß und ggf. nachhilft, dann rutscht dieses Mineral in den Mangel. Auch ein Mangel des Spurenelements Chrom, ein aus der Balance geratenes Mikrobiom oder Depressionen können Heißhunger-Attacken hervorrufen.

Gleichen Sie einen Mangel aus. Magnesiumreich sind Linsen, Spinat, Hafer, Kakaopulver, Bitterschokolade, Cashewkerne, Mandeln. Eventuell kann ein Supplement von 2 mal 300 mg Magnesium sinnvoll sein. Nehmen Sie ggf. Magnesium erst nach Absprache mit Ihrem Arzt ein. Chromreich sind Linsen. Wie das Mikrobiom in Balance kommt, lesen Sie im Kapitel über den Darm.

Eine häufige Ursache für Heißhungerattacken ist aber auch ein hoher oder regelmäßiger Zuckerkonsum. Durch die starke Insulinausschüttung sinkt der Blutzuckerspiegel schnell, und es kommt zu einer Unterzuckerung. Man fühlt sich zittrig, schlecht gelaunt, ängstlich oder unruhig. Der Körper will diesen Zustand schnell beheben und schlägt Alarm in Form einer Heißhungerattacke.

Achten Sie einmal genau darauf, durch was Ihre Attacken hervorgerufen werden. Bei vielen treten diese häufig zwischen 15 Uhr und 17 Uhr am Nachmittag auf oder nach einem schweren Dinner mit Alkohol und Dessert auch nachts. Da steht man dann plötzlich um 4 Uhr vor dem Kühlschrank. Gerade am Nachmittag ist der Körper besonders anfällig für Suchtverhalten, man spricht auch vom Nachmittagstief, das Gehirn braucht nach vielen Stunden Konzentration dringend Zucker. Mit einem kurzen Power-Nap, einer Meditation oder einer Yogaeinheit lässt sich der Griff zu Süßem ganz gut umschiffen.

VORSICHT MIT OBST

Wir denken immer, dass wir nur genug Obst statt Süßigkeiten essen sollten, dann klappt's schon mit der Diät. Aber gerade Früchte beinhalten mitunter hohe Mengen an Fruchtzucker, und darum gibt es für Obst kein uneingeschränktes »Go«. Auch wenn Obst natürlich besser ist als Pizza, Weißbrot und Co., so ist LESS, also Obst in Maßen, besser für die Gesundheit.

Essen Sie vor allem morgens nicht zu viel frisches Obst. Dadurch entstehen Blutzuckerschwankungen, durch die man sich nach dem Frühstück schwindelig oder »benebelt« fühlen kann.

— Führen Sie ein Heißhunger-Tagebuch, wenn Sie eine Hungerattacken-Kandidatin sind. Stellen Sie sich folgende Fragen zu Ihrem allgemeinen Essverhalten: Esse ich, weil ich mich selbst ablehne und hässlich, ungeliebt, dick oder dumm finde?
— Fehlen mir Liebe und Geborgenheit, jemand zum Kuscheln (Partner, Kind, Katze, Hund)? Ein Tipp: Vereinbaren Sie einen Massagetermin, körperliche Berührung hebt den Oxytocinspiegel und unterdrückt das Hungergefühl.

Und folgende Fragen, wenn die Attacke mal wieder zugeschlagen hat:
- War ich sehr gestresst?
- Hatte ich vorher viel Süßes gegessen?
- Hatte ich vielleicht nur Durst? (Das ist sehr häufig der Fall.)
- Bin ich gerade unzufrieden, angespannt, traurig, ängstlich, frustriert, wütend, einsam, gehetzt?
- Bin ich gerade gelangweilt, frustriert?
- Wollte ich mich von etwas ablenken?
- Habe ich Schmerzen?
- Will ich mich trösten, beruhigen?
- Was täte mir in diesem Moment außer Essen wirklich gut?
- Worauf hätte ich tatsächlich Hunger gehabt?

ZEHN STRATEGIEN GEGEN HEISSHUNGER

1. Sortieren Sie alles Kalorienreiche zu Hause aus, auf das Sie sich stürzen könnten: Süßigkeiten, Kuchen, Chips, Tiefkühlpizza o. Ä. Wenn Sie dann Heißhunger haben, kühlt der sich auf dem weiten Weg zum Supermarkt eher wieder ab, als wenn Sie nur vom Sofa in die Küche gehen müssen.

2. Belohnen Sie sich statt mit schnellen Kalorien mit etwas anderem: frischem Obst, Ihrem Lieblingssong, gehen Sie kurz raus an die frische Luft, tanzen Sie oder machen Sie Kurzsport, eine Yogaübung, eine Meditation, den Drei-Minuten-Atemraum auf Seite 113 oder einen zehn- bis zwanzigminütigen Powernap.

3. Schränken Sie den Konsum raffinierten Zuckers ein.

4. Reduzieren Sie ständige Zwischensnacks, greifen Sie im Notfall zu zehn ungeschälten, ungesalzenen Mandeln, einem gekochten Ei oder einem Apfel.

5. Trinken Sie ausreichend, oft hat man nur Durst, aber keinen Hunger.

6. Gleichen Sie einen Nährstoffmangel aus (Magnesium, Chrom).

7. Essen Sie ausreichend Eiweiß (bevorzugt pflanzlich).

   - Bitterstoffe als (Notfall-)Tropfen aus der Apotheke wirken als Hungerbremse und stabilisieren darüber hinaus die Darmflora und haben einen verdauungsfördernden Effekt. Bei einer Attacke zwei bis drei Tropfen auf die Zunge geben. Reich an natürlichen Bitterstoffen sind Pampelmuse, Kümmel, Koriander, Zitrone, Zimt, Nelken. Frauen reagieren sensibler auf Bitterstoffe als Männer.

   - Wählen Sie Nahrungsmittel, die lange sättigen (Vollkornprodukte, ballaststoffreiche Produkte) und die einen niedrigen glykämischen Index haben. Steigen Sie auf Zuckerersatz mit einem niedrigen glykämischen Index um. Greifen Sie zu wertvollen Kohlehydraten. Diese sind in:

grünem Gemüse, Pseudogetreide (Amaranth, Quinoa, Hirse, Buchweizen, Naturreis), Getreide wie Hafer, Vollkorndinkel und Co., Linsen, Bohnen, Erbsen, Kichererbsen und anderen Hülsenfrüchten.

8. Lutschen Sie Kardamomkapseln, sie regulieren das Dopamin-Belohnungssystem im Gehirn und reduzieren dadurch den Wunsch nach Süßem.

RE-POWER-HEISSHUNGER-SMOOTHIE

Dieser Smoothie ist reich an Vitaminen, Nährstoffen und Antioxidantien.

Hintergrund: Ein Mangel an diesen Stoffen macht eben auch hungrig.

- 2 EL veganes Protein-pulver (aus Erbsen, Lupine ...)
- 5 Cashewnüsse
- 1 TL Zimt
- 1 Mango (es geht auch Tiefkühlobst wie Beeren)
- 200 ml Hafermilch

- 100 ml Wasser
- 1 TL Chiasamen
- 1 TL Kokosflocken
- 1 Messerspitze Magnesiumpulver

Alles in den Mixer geben und genießen.

Silent Inflammation

Silent Inflammation ist keine Entzündung im klassischen Sinne. Eine klassische Entzündung tritt akut auf und äußert sich mit Schmerzen, oft Fieber oder Rötung und Schwellung. Es kommt zu einer Beeinträchtigung der Organfunktion, wie zum Beispiel einem Harnwegsinfekt oder einer Mandelentzündung. Bei der ärztlichen Untersuchung finden sich dann meist stark erhöhte Entzündungswerte, die oft durch Bakterien und Viren hervor-gerufen werden. Dagegen entstehen Silent Inflammation, wie der Name schon sagt, still, subklinisch. Ursache dafür sind u. a. dauerhaft hohe Blutzuckerspiegel mit nachfolgender Insulinresistenz und hohen Insulinspiegeln. Besonders das Bauchfett (viszerales Fett) gleicht regelrecht einer Entzündungsfabrik, dort werden entzündliche Botenstoffe produziert, die bei der normalen Laboruntersuchung gar nicht gemessen werden. Das Gewebe ist in dauerhafter Unruhe. Die langfristigen Folgen sind fatal. Eine Silent Inflammation ist an der Entstehung vieler chronischer Erkrankungen beteiligt, wie zum Beispiel Adipositas, Autoimmunerkrankungen, und kann bei der Entstehung von Tumoren begünstigend wirken. Über unseren Lebensstil können wir sehr effektiv auf diese stillen Entzündungen Einfluss nehmen. Antientzündliche Lebensmittel können viel zur Vermeidung und Bekämpfung beitragen.

Antientzündliche Lebensmittel mit viel Antioxidantien

Besonders bei Gelenkbeschwerden und anderen Erkrankungen, die mit Entzündungen einhergehen, empfehlen wir diese Lebensmittel. Sie sorgen für einen gleichmäßigen Blutzuckerspiegel und beugen dadurch hohen Insulinwerten vor. Darüber hinaus helfen Antioxidantien, die schädlichen Stoffwechselzwischenprodukte, die sogenannten freien Radikale, in den Zellen zu neutralisieren. Freie Radikale sind besonders aggressiv, fördern Krankheitsprozesse und lassen unsere Zellen alt aussehen.

Gegen freie Radikale wirken laut Europäischer Behörde für Lebensmittelsicherheit (EFSA) Zink, Selen, Vitamin C, Vitamin B2, Vitamin E sowie Olivenöl-Phenole.

Auslassversuch

Wenn Sie unter Gelenkentzündungen, Arthritis, Knirschen in Gelenken und unerklärlichen Gelenkschmerzen leiden, machen Sie einen Auslassversuch. Verzichten Sie einen Monat auf Nachtschattengewächse, und schauen Sie, ob die Schmerzen sich bessern. Denn diese enthalten entzündungsfördernde Alkaloide, die u. a. Gelenkschmerzen verstärken können. Dazu gehören zum Beispiel Kartoffeln, Paprikas, Tomaten und Auberginen. Selbstverständlich sollten akute, neu auftretende Beschwerden von einem Arzt abgeklärt werden.

Diese Gewürze wirken entzündungshemmend:
Kurkuma als Spitzenreiter (Gelbwurz-Kurkuma findet sich in Curry-Gewürzmischungen, aber vor allem als Single kann er seine Kraft entfalten, besonders gut im Gemüse-Smoothie und zur Verwendung in Proteinshakes geeignet).

Außerdem: Kreuzkümmel (Cumin), Ingwer, Zimt, Chili (das Capsaicin feuert schön von innen und ist gut für die, die ständig frösteln).

Rezept für antientzündliche Gewürzmischung:
Jeweils drei Teelöffel Koriander-, Cumin-, Fenchel-, Ingwer- und Kreuzkümmelpulver und gemahlenen schwarzen Pfeffer miteinander vermischen.

Folgende Nahrungsmittel sind besonders reich an Antioxidantien:

- Möhren, Avocados
- Nüsse
- Omega-3-Fettsäuren wie in fettem Seefisch, Leinöl
- Gute pflanzliche Öle wie Olivenöl, Walnussöl
- Linsen
- Dunkle Schokolade, Kakao
- Granatäpfel
- Trockenobst
- Beeren (Goji-Beeren, Erdbeeren, schwarze Johannisbeeren, Cranberrys etc.)
- Sauerkirschen
- Grüner Tee

DETOX HÜHNERSUPPE

Verschiedene Studien konnten zeigen, dass die komplexen Inhaltsstoffe der Hühnersuppe antientzündlich wirken. Ein bestimmter Eiweißstoff, das Carnosin, soll gegen virale Entzündungen wirken, und auch Zutaten wie Ingwer, Knoblauch, Zwiebeln und Co. haben positiven Einfluss auf unser Immunsystem. Die angenehme Wärme und die Gewürze haben weitere positive Effekte, von denen auch Veganer profitieren, die statt des Hühnchens einen kräftigen Räuchertofu verwenden. Die Suppe ist sehr vitaminreich, stärkt das Immunsystem, und das enthaltene Eiweiß sorgt für eine angenehme Sättigung.

- 600 ml Wasser
- 100 g Naturreis
- 1 Hähnchenbrust / vegetarische Variante: 200 g Räuchertofu
- 1 Karotte
- 1 Knoblauchzehe
- ½ Brokkoli
- 1 Stück Ingwerknolle (2 cm)
- ½ Bund Frühlingszwiebeln
- 1 EL Zitronensaft
- 20 ml Sojasauce
- 100 ml Kokosmilch
- 1 Lorbeerblatt
- Prise Meersalz, Pfeffer, Thymian

Zubereitung: Den Reis mit Lorbeer, Thymian, Knoblauch, Ingwer, Salz, Pfeffer und der gewaschenen Hähnchenbrust in 600 ml Wasser bei mittlerer Hitze 25 Minuten garen. Das Hähnchen herausnehmen und in kleine Stücke teilen. Die in Scheiben geschnittene Karotte dazugeben und weitere 10 Minuten garen. Bei der veganen Variante kommt jetzt der gewürfelte Tofu in den Topf.

Zuletzt die Brokkoliröschen, die Frühlingszwiebeln und das Hühnchenfleisch mit Sojasoße, Zitronensaft und gehackter Petersilie dazugeben, für weitere 5 Minuten auf dem Herd durchziehen lassen.

Beim Thema antientzündliche Helfer
dürfen diese beiden Heroes keinesfalls fehlen:

Superfood Ingwer: Ingwer ist aus der ayurvedischen Medizin nicht wegzudenken. Es stärkt das Immunsystem und wirkt antientzündlich. Es beugt hohem Blutdruck vor, normalisiert die Herzfrequenz und regt die Verdauung an. Ingwer hilft gegen Übelkeit, Kopfschmerzen und Migräne. (Wunderbar auch als heißes Fußbad: eine kleine Knolle reiben und in das heiße Wasser geben.) Bei Erkältung lindert Ingwertee oder ein warmer Brustwickel aus Ingwerpaste die Beschwerden.

Superfood dunkle Schokolade: Dunkle Schokolade ist reich an Polyphenolen, das sind pflanzliche Antioxidantien. 50 Gramm dunkle Schokolade enthalten die gleiche Menge Polyphenole wie eine Tasse grüner Tee (wenn auch natürlich mehr Kalorien☺). Wir empfehlen Schokolade mit einem Kakaogehalt ab 70 Prozent, weil diese deutlich weniger Zucker enthält, aber eine hohe Menge Antioxidantien. Diese schützen die Blutgefäße vor Arteriosklerose, senken den Blutdruck, stärken das Immunsystem und wirken schützend gegen das Wachstum von Krebszellen (u. a. in Brust, Prostata, Darm).

MIND-CARE
für Vagus und Nebennieren

Stressreduktion und ausreichend Schlaf vollbringen wahre Wunder und sind zudem wissenschaftlich belegt!

Was Sie am meisten stresst, können wir nicht beurteilen, aber eine Liste hilft, versteckte Stressoren aufzuspüren:

- Daily life (Haushalt, Hinterherräumen, Mental-Load, Autofahren – der Weg zur Arbeit und zurück, das Rumkutschieren der Kids zu diversen Sporttrainings und Geburtstagspartys)
- der Job (die Anforderungen, die Unsicherheit des Arbeitsplatzes, Mobbing)
- Beziehung/Sex
- Freundinnen-Gossip
- Social Media (Instagram, Facebook und Co.)
- Pflegebedürftige Eltern
- Existenzängste
- Perimenopause/Menopause und damit verbundene Beschwerden (Kopf-Muskel-Schmerzen, Hitzewallungen, depressive Verstimmungen etc.)
- Das Älterwerden und die Sorge um die eigene Gesundheit und Schönheit
- Eine chronische Krankheit
- …

Wo lässt sich Stress in Ihrem Alltag ganz praktisch durch ein anderes Zeitmanagement, Neinsagen, Grenzensetzen, Delegieren (abgeben, loslassen) reduzieren? Können die anderen Familienmitglieder mehr in die Pflicht genommen werden? Wie lässt sich Hilfe organisieren? Wen können Sie um Unterstützung bitten (auch seelische Unterstützung), kommt evtl. professionelle Hilfe infrage (ein Coach, Psychologe)? Lässt sich am Arbeitspensum oder -rhythmus etwas ändern, was den Stress reduzieren könnte?

Zahlreiche Studien belegen, dass z. B. regelmäßige Meditation das Risiko für alle stressbedingten Erkrankungen wie z. B. Herz-Kreislauf-Erkrankungen senkt. Auch das Immunsystem beruhigt sich und wird dadurch belastbarer. Für was auch immer Sie sich entscheiden, es lohnt sich, langfristig eine Entspannungstechnik wie Body-Scan, Yoga oder Meditation zu erlernen und in den Alltag einzubauen. Und wie man besser schläft, zeigen wir ab Seite 187.

ADAPTOGENE

Besonders wenn wir uns mit der Nebenniere beschäftigen, dürfen diese pflanzlichen Superstars nicht fehlen. Die wirksamen bioaktiven sekundären Pflanzenstoffe kommen in den Wurzeln von Pilzen und Kräutern vor. Sie helfen dem Körper, sich an Stresssituationen anzupassen, d. h., sie adaptieren den Körper in Richtung Balance. Was heißt das? Adaptogene geben uns genau das, was wir im jeweiligen Moment benötigen: Ruhe oder Anregung.

Adaptogene gibt es in Form von Kapseln, Tabletten, Pulver oder Tee. Vergleichen Sie die Produkte, und wählen Sie ein Mittel, das von seinem Gehalt an Adaptogenen und der Darreichungsform für Sie optimal ist.

Tipp: Als Pulver lassen sich Adaptogene sehr gut in Smoothies und Joghurt rühren. Das ist etwas angenehmer, als Kapseln zu schlucken.

Ashwagandha ...

... auch als *Schlafbeere*, *Winterkirsche* oder seltener als *Indischer Ginseng* bekannt. Gilt als Königin des Ayurveda. Sie wirkt als pflanzliches Adaptogen wunderbar gegen Stress, Energielosigkeit, innere Unruhe, Ängste und Heißhunger, und zwar direkt auf Zellebene. Sie verbessert in den Kraftzellen unseres Körpers, den Mitochondrien, die Energieproduktion und fördert die Autophagie, also die Beseitigung von Zellmüll. Bei einer Nebennierenerschöpfung gibt Ashwagandha neue Kraft. Im Gehirn wirkt sie auf die Hormonausschüttung im Hypothalamus regulierend, entweder die Ausschüttung wird gedrosselt oder angeregt, je nachdem, was benötigt wird.

Eine übermäßige Dopaminausschüttung wird durch Ashwagandha auf ein normales Niveau reguliert, was langfristig vor unkontrolliertem Suchtverhalten schützt. Das klingt dramatischer, als es ist, aber die Beere gilt in der Tat als nebenwirkungsfreies Mittel, um eine schädliche Neuroadaptation (mehr dazu in Kapitel 4) im Hirn zu unterbrechen und positiv umzuprogrammieren. Dies ist besonders wichtig, um an Plänen und Vorhaben festzuhalten. Wenn Sie sich z. B. vorgenommen haben, auf andere Nahrungsmittel umzusteigen, kann Ashwagandha Sie hervorragend dabei unterstützen, »dran«zubleiben.

Ashwagandha trägt den Namen *Schlafbeere* nicht zu Unrecht: Sie wirkt beruhigend bei innerer Unruhe und Ängsten.

Igelstachelbart

Der chinesische Name für diesen lustig aussehenden Baumpilz ist *Affenkopfpilz*, in englischsprachigen Ländern heißt er *Löwenmähne*. Er wächst in sehr alten Wäldern. Er gilt als Vitalpilz und wird vor allem in der TCM (Traditionellen Chinesischen Medizin) eingesetzt gegen stressbedingte Magengeschwüre, Antriebslosigkeit und Niedergeschlagenheit. Er enthält auch viele essenzielle Aminosäuren.

Rosenwurz

Diese Heilpflanze bremst die Cortisolausschüttung. Die Folgen sollen sich auch äußerlich bemerkbar machen durch eine verlangsamte Hautalterung und weniger Falten.

Sibirischer Ginseng

Die bioaktiven Wirkstoffe der Ginseng-Wurzel sind die Ginsenoside, sie wirken angstlösend, antidepressiv, verbessern den Schlaf, fördern die Ausschüttung der Glückshormone Serotonin und Dopamin und aktivieren den Stoffwechsel.

Shiitake-Pilz
Noch ein Pilz, der guttut. Er stärkt das Immunsystem, unterstützt das Mikrobiom und wirkt positiv auf die Blutfette.

Maca
Diese Pflanze gehört zur Gattung der Kressen und stammt aus Peru. Maca ist reich an Aminosäuren, den Vitaminen B1, B2, B3 und C sowie den Mineralien Kalium, Eisen und Magnesium. Schon die Inkas schätzten die Wirkungen des nährstoffreichen Maca.

Chlorella
Chlorophyll, Eiweiße und essenzielle Fettsäuren sind in dieser Grünalge enthalten.

Cordyceps
Auch die Cordyceps gehören zu den Pilzen. Sie steigern Energie, geistige Leistungsfähigkeit und unterstützen die Nebennieren.

Süßholzwurzel
Die krautartige Pflanze wirkt wunderbar gegen Stress und hat nachweislich entzündungshemmende wie krampflösende Eigenschaften.

Reishi
Ein weiterer Pilz, der das Immunsystem unterstützt und Stress abbaut.

Kurkuma

Als Gewürz ist es aus der indischen Küche nicht wegzudenken. Es fördert die Gehirnfunktion, gibt dem Immunsystem Power und gilt als Superfood (siehe Seite 218 und 219).

SUPERFOOD: BEEREN

Man kann fast sagen, egal welche: Alle Beeren enthalten besonders hohe Mengen des Antioxidans Anthocyane, bei gleicher Menge bis zu zehnmal so viel wie in einem Apfel. Speziell zu Blaubeeren gibt es viele Studien, die die positive Anti-Aging-Wirkung belegen. Eine Tasse Blaubeeren täglich verbessert bei älteren Menschen Gedächtnisleistung, Beweglichkeit und Gangsicherheit. Die in Blau-, Açaíbeeren und Cranberrys enthaltenen Anthocyanidine beugen Blasen- und Harnwegsentzündungen vor. Die Goji-Beere verbessert den Schlaf, sowie die geistige Leistungsfähigkeit und beruhigt das System.

Ob frisch oder tiefgefroren, der Effekt ist jeweils derselbe. Achten Sie aber auf Bioqualität, vor allem wenn Sie exotische Beeren wie Goji- oder Açaíbeeren kaufen.

Ginkgo

Aus den Blättern von einer der ältesten Baumarten der Welt, dem Ginkgo, werden Extrakte hergestellt. Sie wirken durchblutungsfördernd auf die Gehirngefäße und werden bei Schwindel, Gedächtnis- und Konzentrationsstörungen eingesetzt. Auch sollen Ginkgo-Extrakte die Zellen vor freien Radikalen schützen.

MATCHA LATTE

Matcha ist ein sehr fein gemahlener grüner Tee. Er enthält Aminosäuren, Antioxidantien, Vitamine und Catechine (Fettverbrenner). Da Matcha aus pulverisierten Teeblättern besteht und man beim Verzehr das Blatt selbst zu sich nimmt und nicht nur angereichertes Wasser, ist er hochgradig gesund.

½ TL Matcha mit 100 ml heißem (nicht kochendem) Wasser übergießen. Mit einem Bambusbesen oder elektrischen Milchschäumer aufschäumen, wer es süßer mag, gibt etwas Honig dazu. Aufgeschäumten Hafer-, Mandel- oder Kokosdrink dazugeben. Fertig.

Spermidin – unser natürlicher Anti-Aging-Faktor

Spermidin ist ein biogenes Polyamin, ein basisches Molekül, das unser Erbgut, die Mitochondrien – die Energiewerke unserer Zellen – sowie Gewebe regenerieren lässt. Spermidin wirkt entzündungshemmend und unterstützt Aufräumarbeiten in den Zellen und Geweben, die sogenannte Autophagie. Der Name stammt tatsächlich von den Spermien, in denen es im Körper in der höchsten Konzentration vorkommt. Aber auch bestimmte Darmbakterien produzieren Spermidin, außerdem kommt es in jeder Körperzelle vor.

Bei alten Menschen (100-Jährigen) können besonders hohe Spermidinkonzentrationen im Blut gemessen werden. Studien belegen, dass Herz-Kreislauf-Erkrankungen und Krebs bei Menschen, die auf eine spermidinreiche Ernährung achten, seltener tödlich verlaufen. Eine Studie geht von bis zu fünf Jahren mehr Lebenszeit aus, die auf eine spermidinreiche Ernährung zurückzuführen ist. Spermidin wirkt nachweislich der Verkürzung unserer Telomere entgegen, und das beeinflusst die Lebensdauer der Zelle.

Gegen Viruserkrankungen scheint Spermidin außerdem zu schützen und nach einer Ansteckung die Virusvermehrung zu verlangsamen, wie eine Untersuchung der Charité aus 2020 zeigen konnte.

TIPP: FASTEN OHNE FASTEN

In drei von unseren vier Kapiteln wird (intermittierend) gefastet. Bei erschöpfter Nebenniere ist das oft kontraproduktiv, darum empfehlen wir Fasten ohne zu fasten mit Spermidin.

Spermidin hat denselben Autophagieeffekt, der beim Fasten entsteht. Zellputz und Zellverjüngung auf Hochtouren heißt das Spermidin-Motto.

Normalerweise nehmen wir sieben bis 15 mg Spermidin pro Tag zu uns. Beim »Fasten« darf es gerne etwas mehr sein.

Weil die natürliche Spermidinproduktion mit dem Älterwerden abnimmt, lohnt es sich, auf eine spermidinreiche Ernährung zu achten. Spermidinreich sind Weizenkeime, gereifter Käse wie alter Holländer oder Cheddar, Kichererbsen, Weintrauben, Parmesan, Pinienkerne, Champignons, Nüsse, Salat, Pilze, Sojasprossen, Apfel, Brokkoli, Blumenkohl.

SPERMIDINREICHES MÜSLI

Zutaten für eine Portion: 30 g Haferflocken, 10 g Amaranth, 10 g Kürbiskerne, 10 g gemischte Nüsse oder Samen, 1 Prise Zimt, 1 EL Butter oder Öl, 10 g Honig, 10 g getrocknete Apfelringe, 100 g Joghurt.

Zubereitung: Haferflocken, Amaranth, Kürbiskerne und Nüsse mit dem Zimt mischen, Butter schmelzen, diese oder das Öl mit dem Honig über die Masse geben, auf einem mit Backpapier ausgelegten Backblech verstreichen und circa 25 Minuten bei 160 Grad rösten. Abkühlen lassen und die klein geschnittenen Apfelringe darauf verteilen. Mit Joghurt essen.

Bei Glutenunverträglichkeit glutenfreie Haferflocken oder Hirseflocken wählen.

SPERMIDINREICHE LEBENSMITTEL

Lebensmittel	Spermidin in mg/kg
Weizenkeime	243
getrocknete Sojabohnen	207
1 Jahr gereifter Cheddar	199
Pilze	89
Reiskleie	50
Erbsen	46
Mango	30
Kichererbsen	29
Blumenkohl und Brokkoli	25

Die Nebennieren erholen sich im Schlaf

Guter Schlaf und Meditation ist die beste Mind-Care. Im Schlaf finden Reparaturvorgänge statt, Entzündungen werden bekämpft, Insulinspiegel, Blutdruck, Herzfrequenz und auch die Spiegel der Hungerhormone Leptin und Ghrelin sinken. Darum holen wir uns im Schlaf ein Stück Jugend und Gesundheit zurück. Auch unsere Körpergröße gehört morgens wieder uns, weil sich die Bandscheiben, die sich am Tag zusammendrücken, über Nacht wieder ausdehnen können. Nichts hält uns also so

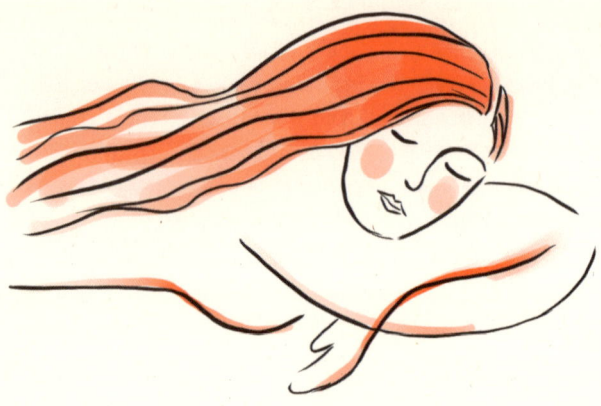

jung, schlank, schön und fit wie ausreichender und gesunder, d. h. tiefer, ungestörter Schlaf. Das ist kein Geheimnis, denn wer Kinder hat oder einen Jetlag kennt, weiß genau, was Schlafentzug anrichtet. Wir sprechen hier nicht nur vom eigenen Spiegelbild, sondern auch von den blank liegenden Nerven. Schlafen ist darum die beste Stressprävention und auch -therapie.

Wie sieht Ihre Einschlafroutine aus? Schauen Sie im Bett noch lange aufs Handy, Laptop, Tablet oder Fernsehen, dann bringt das blaue Licht, das von diesen Geräten ausgeht, die Melatoninproduktion durcheinander. Darum Blaulichtfilter anschalten nicht vergessen oder besser lieber noch in einem Buch lesen (oder Sex haben).

Chronobiologie

Unsere genetisch festgelegte innere Uhr (zirkadianer Rhythmus) steuert jede Körperzelle. Auf hormoneller Ebene sorgt Melatonin aus Epiphyse (Drüse im Zwischenhirn), Netzhaut der Augen und Darm dafür, dass wir müde werden. Finden Sie heraus, wann Ihre leistungsstarke Zeit ist, wann Sie sich am besten erholen, wann Schlaf (z. B. ein Power-Nap) Ihnen am meisten Energie gibt. Gegen seinen persönlichen Rhythmus zu leben oder anzukämpfen kann sehr stressig sein. Bleiben Sie bei sich, egal was die anderen denken oder als normal oder unnormal bezeichnen. Wenn Ihnen eine kurze Pause kurz vor dem Ende des Arbeitstages hilft, noch eine Stunde Bäume auszureißen, dann ist das genauso legitim, wie wenn Sie morgens zwei Kaffee brauchen, um überhaupt in die Gänge zu kommen.

In der Traditionellen Chinesischen Medizin hat jedes Organ eine zugeordnete Zeit. Wenn Sie immer um eine bestimmte Zeit am Tag müde sind oder nachts aufwachen, lohnt es sich anzuschauen, was das zugeordnete Organ braucht. Wachen Sie z. B. immer nachts zwischen ein und drei Uhr auf, kann eine Leberentgiftung mit einer Leberwickelkur über sieben Tage sinnvoll sein. Haben Sie regelmäßig Magendrücken zwischen sieben und neun Uhr, dann kann eine beruhigende Bauchmassage oder das Essen eines warmen Porridges um diese Zeit helfen.

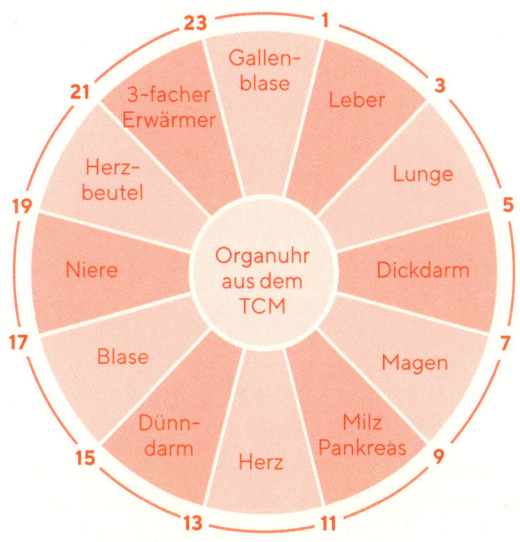

Organuhr aus dem TCM

10 REGELN
AUS DER CHRONOBIOLOGIE

1. **Kennen Sie Ihre Chronobiologie!**
   Leben Sie im Einklang mit Ihrer inneren Uhr, dagegen anzu-
   kämpfen kostet auf Dauer zu viel Energie und schadet Ihren
   Genen.

2. **Essen Sie (pflanzliches) Protein vor dem Zubettgehen,**
   zum Beispiel eine Handvoll Mandeln.

3. **Die letzte größere Mahlzeit bestenfalls vor 18 Uhr,**
   diese sollte außerdem ballaststoffreich sein. Ballaststoffe
   sorgen für einen gleichmäßigeren Insulinspiegel,
   machen länger satt, sodass man ohne Magenknurren
   durch die Nacht kommt.

4. **Kein Koffein mehr nach 14 Uhr am Nachmittag.**

5. **Verzichten Sie auf Fasten oder Intervallfasten,**
   denn ein erschöpfter Körper braucht Energie.

6. **Essen Sie spermidinhaltig.**

7. **Blaulichtfilter bei Tablet oder Handy anschalten**
   oder am besten ab einer Stunde vor dem Schlafen
   gar nicht mehr schauen.

8. **Führen Sie ein Grübeltagebuch,**
   wenn Sie nachts Gedanken hin- und herwälzen.
   Schreiben Sie die Gedanken, die Sie nachts wach halten,
   kurz vor dem Lichtausschalten in ein Heft.

9. **Schlafkräuter**
   wie Baldrian, Hopfen, Lavendel, Passionsblume, echter Stein-
   klee beruhigen und fördern das Einschlafen.

10. **Bioidentisches Progesteron**
    Nehmen Sie im Rahmen einer Hormonersatztherapie bioidenti-
    sches Progesteron ein, dann empfehlen wir, die Kapsel abends
    zu schlucken. Progesteron beruhigt, Sie schlafen besser.

AUCH FÜR DAS SCHLAFZIMMER MÖCHTEN WIR IHNEN NOCH EINEN TIPP GEBEN: ZIRBENÖL

Das Zirbenöl stammt von der Zirbelkiefer, die in den Alpen auf großen Höhen wächst (zwischen 1500 und 2400 Meter). Die Zirbelkiefer produziert ein ätherisches Öl, das dem Selbstschutz dient und an heißen Sommertagen, wenn das ätherische Öl in die Luft gelangt, als »blaues Licht« über den Zirbelwäldern erscheint. Aus dem Zirbelholz werden seit Jahrhunderten Schlafzimmermöbel hergestellt, einerseits wegen des angenehmen Duftes, andererseits, weil die ätherischen Öle entspannen und für Wohlbefinden sorgen. Zirbenöl gibt es in einem Gel gelöst als Schlafdöschen, das man abends vorm Zubettgehen öffnet. Der Duft unterstützt den Schlaf.

SCHLAFTEE:

Je 1 TL getrockneten Baldrian, Hopfen und Melisse mit 300 ml kochendem Wasser überbrühen, 10 Minuten ziehen lassen und je nach Geschmack mit ½ TL Honig süßen. Eine halbe Stunde vor dem Zubettgehen trinken.

Dreimal A: Atmen, Asanas, Aufmerksamkeit

Stärken Sie Ihren Vagusnerven: Gehen Sie sanft walken statt joggen, träumen Sie beim Radfahren, statt mit dem Rennrad die Schallmauer durchbrechen zu wollen, lassen Sie Ihren Tennispartner gewinnen. Das Motto lautet hier: Weniger ist mehr. LESS Stress, LESS Leistungsdruck, LESS Eitelkeit auch beim Sport. Damit fahren Sie jetzt besser und vor allem langfristig gesund.

Die am schnellsten und einfachsten zu erlernende und überall und immer anzuwendende Entspannungstechnik ist das bewusste Atmen. Wir stellen Ihnen hier zwei Techniken vor, siehe auch Drei-Minuten-Atemraum auf Seite 113.

Anuloma Viloma – Wechselatmung

So geht's:
— Einatmen durch beide Nasenlöcher, mit dem rechten Daumen das rechte Nasenloch zuhalten und durch das linke Nasenloch ausatmen.
— Durch das freie linke Nasenloch einatmen, dann mit dem Ringfinger auch das linke Nasenloch schließen. Atem anhalten, bis vier zählen.
— Den Daumen vom rechten Nasenloch lösen – links bleibt geschlossen –, und beim Ausatmen bis vier zählen.
— Nun durch das rechte Nasenloch auf vier einatmen, schließen, wieder bis vier zählen, Ringfinger vom linken Nasenloch lösen, ausatmen.

Sitali – kühlende Atmung

So geht's:
— Es wird zischend durch die Zungenrinne oder die an den Gaumen geklappte Zunge eingeatmet.
— Langsam und gleichmäßig bis in den Bauch einatmen.
— Vier Sekunden den Atem anhalten.
— Durch die Nase wieder ausatmen.

Atmen ist auch unverzichtbar bei jeder Meditation. Wir möchten Ihnen vor allem den Body-Scan, eine besondere Form der Meditation, ans Herz legen. Da man jedes Körperteil achtsam wahrnimmt, ist diese Meditation sehr umfassend. Aber natürlich ist jede Meditation sinnvoll, wie Studien an Mönchen, die man im MRT meditieren ließ, zeigen konnten. Meditation und mentale Disziplin verändern Hirnregionen. Die schnellen, hochfrequenten Hirnströme laufen koordinierter ab, schwingen synchroner und zeigen eine besondere Wachheit. Neue Nervenverschaltungen bilden sich, man spricht von Neuroplastizität, das Bewusstsein und die Persönlichkeit können sich durch Meditation noch einmal verändern – etwas, das man lange ausgeschlossen hatte. Dachte man doch früher, dass der Charakter festgeschrieben ist.

Ein gutes Beispiel für eine Meditation finden Sie kostenlos zum Runterladen auf unserer LESS-Seite www.less-doctorsfor-balance.de und hier die Anleitung für den Body-Scan:

BODY-SCAN –
DIE ACHTSAME REISE DURCH DEN KÖRPER

Der Body-Scan kann im Liegen oder Sitzen durchgeführt werden. Sorgen Sie für eine ruhige Umgebung in angenehmer Temperatur. Die Arme liegen auf dem Boden oder auf den Oberschenkeln. Die Augen schließen und tief ein- und ausatmen. Zur Ruhe kommen. Sobald die Gedanken abschweifen, konzentrieren Sie sich wieder auf den Atem und die jeweilige Körperregion.

Beginnen Sie bei den Füßen: An welchen Stellen berühren die Füße die Unterlage, wie fühlt sich der Boden an, nehmen Sie Fersen, Zehen, Fußspann, Fußrücken ganz bewusst wahr. Dann wenden Sie sich den Unterschenkeln zu, den Oberschenkeln usw. Im Bauch spürt man das Atmen besonders gut, wie hebt sich die Bauchdecke, ist der Darm ruhig oder grummelig, was spürt man noch? Sind die Rückenmuskeln, unterer Rücken, Nacken, Schultern, Arme, Unterarme, Hände entspannt, ist der Herzschlag regelmäßig, wie fühlt sich der Hals an, die Gesichtsmuskeln? Wenn der ganze Körper durchgespürt ist, bereitet man sich darauf vor, die Übung abzuschließen. Mit der nächsten Ausatmung die Augen öffnen und sich räkeln.

Der ausführliche Body-Scan dauert 45 Minuten, wer weniger Zeit hat, sollte aber mindestens 10 bis 15 Minuten investieren für einen gesunden Effekt.

Asanas (Yoga-Übungen)

Diese speziell auf die Beckenorgane abgestimmten Übungen können Sie in Ihre (wenn schon vorhandene) Yogapraxis einbauen. Sie helfen, direkt eine Verbindung zu den Organen aufzubauen.

Navasana – das Boot

Beginnen Sie im Sitzen, die Füße stehen auf der Matte, die Beine sind angewinkelt. Neigen Sie den geraden Oberkörper nach hinten. Die Hände halten in den Kniekehlen, während Sie mit aufgerichtetem Oberkörper langsam die Beine strecken. Bleiben Sie fünf Atemzüge lang in dieser Haltung, dann die Füße wieder langsam auf die Matte stellen. Entspannen.

Alanasana – High Lunge (Der hohe Ausfallschritt)

Für die Dehnung das rechte Bein mit rechtwinkelig gebeugtem Knie aufstellen. Das linke Bein gerade nach hinten wegstrecken, sodass Bein und Fuß eine Linie bilden. Der linke Fuß steht auf den Zehen. Atmen Sie tief in die Dehnung hinein. Heben Sie die Arme und richten Sie den Rücken gerade auf. Das Brustbein zieht nach vorne, die Schultern nach unten und der Bauchnabel Richtung Wirbelsäule, um den unteren Rücken zu stabilisieren.

Zur Stärkung des vorderen Standbeines schieben Sie den rechten Fuß in den Boden. Anschließend die Beine wechseln, das linke Bein beugen und das rechte Bein nach hinten ausstrecken.

Aufmerksamkeit
Übung zum Erkennen von Stress auslösenden Momenten

Der allererste und wichtigste Schritt, um Stress zu vermeiden, ist erst einmal das Erkennen seiner Ursache. Wovon ist man überhaupt gestresst? Manche Menschen brauchen Trubel, es kann nicht laut und eng genug sein. Ein Termin jagt den nächsten – wunderbar! Anderen ist schon ein Termin am Tag zu viel. Doch vielleicht ist es gar nicht der Termin an sich, sondern die Anforderung, die mit dem Termin verbunden ist, oder die lange Anfahrt, das Chaos in der U-Bahn oder aber das Setting in einem fensterlosen Raum, das einen deprimiert.

Denn manchmal liegen die Ursachen für das, was einen stresst, ganz woanders. Stressvermeidung ist das Erkennen der Ursachen. Es hilft, diese durch achtsames In-sich-Hineinhorchen aufzudecken:

Begeben Sie sich in Ihre Meditationshaltung. Atmen Sie langsam in den Bauch ein und aus. Wenn Sie merken, dass Sie ruhiger werden, dann hören Sie in sich hinein. Nehmen Sie Ihre Gefühle wahr:

— Welches Erlebnis stresst Sie aktuell? Welche Gefühle nehmen Sie wahr: Anspannung, Wut, Verängstigung, Traurigkeit, Verwirrung?
— Wo im Körper machen sich diese Gefühle bemerkbar (im Bauch, Hals, Kopf, Beinen)? Wie fühlt es sich an: Herzrasen, zugeschnürter Hals, Kopfschmerzen, schwere Beine?

— Gibt es ähnliche Situationen, die ein vergleichbar unangenehmes Gefühl im Körper hervorgerufen haben?
— Wie reagieren Sie normalerweise in einer solchen Situation: mit Angriff, Verteidigung, Flucht, Rückzug? Wie haben Sie heute reagiert?
— Achten Sie auf Ihren Atem. Werden Sie ruhig, beobachten Sie, was sich in Ihrem Körper verändert.

Wiederholen Sie diese Übung regelmäßig. Mit der Zeit werden Sie der beste Beobachter Ihrer Gefühle. Geraten Sie wieder in eine stressige Situation, die Sie normalerweise umhauen würde, dann werden Sie merken, dass sich ein Puffer zwischen dem Ereignis und Ihrer emotionalen Reaktion eingebaut hat. Sie lernen auch, Ihren Atem zu nutzen, um aus einer Situation kurz hinauszugehen, d. h., das Überfluten des Körpers mit Stresshormonen wird unterbunden.

Selbstliebe

Die liebevolle Zuwendung auf die eigenen Bedürfnisse ist kein Egoismus. Sie bedient die eigenen Bedürfnisse, stärkt das Selbstwertgefühl und lässt einen darum entspannter und liebevoller mit unseren Mitmenschen umgehen. Denn nur wer mit sich selbst im Reinen ist, kann auch voll und ganz für andere da sein. Selbstliebe ist die beste Medizin gegen innere Leere und Hunger nach Aufmerksamkeit von außen.

Wir möchten Ihnen eine buddhistische Metta-Meditation (mehr auf Seite 241) ans Herz legen. Sie hilft uns, freundlich zu uns selbst zu sein. Wenn Sie möchten, lassen Sie sich durch eine warme Meditationsmusik begleiten. Wählen Sie vor Beginn aus folgender Liste drei Affirmationen aus, die Sie in der Meditation sprechen können:

Und Pause

SKB: »Ob in der Praxis, im Büro oder im Homeoffice: Manchmal ist man so im Thema drin, dass erst ein körperliches Unwohlsein ein STOPP signalisiert. Das ist natürlich nicht sehr gesund, wenn immer erst der Kopf oder die Augen schmerzen oder einem flau im Magen wird, ehe man an eine Pause denkt. Je konsequenter man in sich hineinfühlt, wie geht's den Augen, wie dem Magen, wie dem Kopf – je sensitiver wird man dafür, was man braucht.

Ich habe lange Jahre gedacht, ich brauche keine Pause, nur Zucker, dann muss ich nicht aufstehen vom Schreibtisch, kann durch den Kick wieder klarer denken und schnell noch die hereinflutenden E-Mails nebenbei beantworten. Tatsächlich ging mein Insulinspiegel bei dieser »Diät« als Pausenersatz rauf und runter, meine Unruhe stieg, der Kopf schwirrte.

Heute weiß ich, ich brauche eine Pause, in der ich aufstehe, ein Glas Wasser trinke, ein paar Schritte im Zimmer auf und ab gehe. Vor langen Meetings esse ich, den Tag lasse ich mir, so gut es geht, nicht mehr vollkommen fremdbestimmen durch E-Mails oder Anrufe. Ich erlaube mir, zurückzurufen und die eine oder andere E-Mail später zu beantworten. Das klappt ganz gut.«

Zusammenfassung

LESS Stress, ganz klar. Aber auch weniger bis keinen Zucker, stattdessen Mind-Care: Schlaf, Adaptogene, Superfood Beeren und dunkle Schokolade, spermidinhaltige Lebensmittel als Anti-Ager, Mind-Care-Meditation. Zusätzlich mit unseren drei A's + Body-Scan und regelmäßig Pause machen sind Sie auf der 3. Stufe Re-Power.

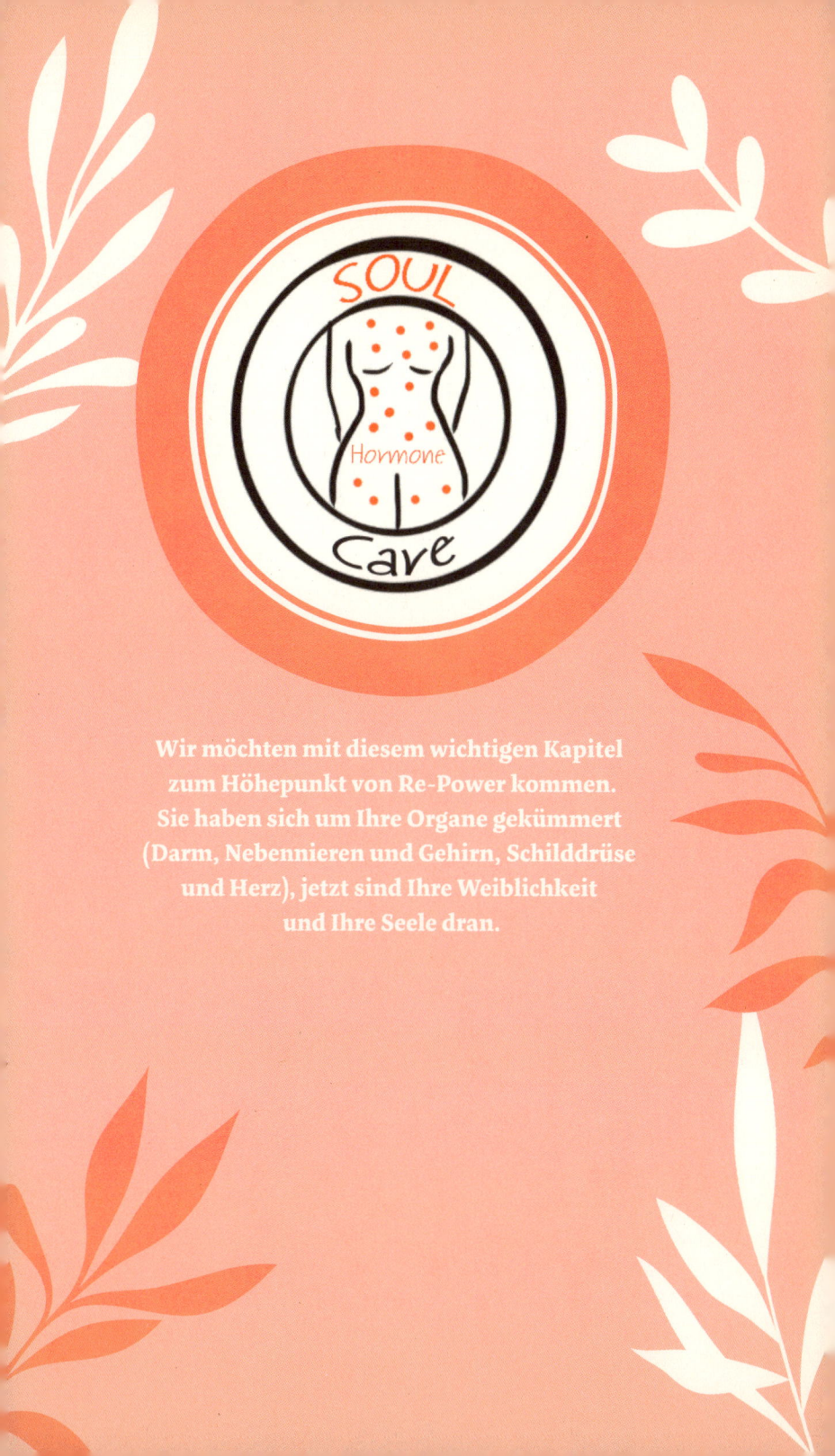

SOUL

Hormone

Care

Wir möchten mit diesem wichtigen Kapitel
zum Höhepunkt von Re-Power kommen.
Sie haben sich um Ihre Organe gekümmert
(Darm, Nebennieren und Gehirn, Schilddrüse
und Herz), jetzt sind Ihre Weiblichkeit
und Ihre Seele dran.

Kapitel 4

SOUL-CARE –
gesünder, jünger und mit Wohlfühl-
gewicht die Hormone balancieren
und die Seele stärken

In hektischen Zeiten cool bleiben und auch noch gute Laune versprühen, wie bitte geht das? Das Zauberwort heißt Flow oder Im-Flow-Sein, alles fühlt sich leicht und selbstverständlich an. Angefangen haben wir mit Health-Care: Sie haben auf Alkohol verzichtet, Darmbakterien mit Ballaststoffen gefüttert und das Immunsystem gestärkt. In Heart-Care ging die Schilddrüse in Kur: Sie haben Gluten weggelassen und dafür Spurenelemente ausgeglichen, täglich einen Kältereiz gesetzt und sich selbst Beine gemacht, weil die Schilddrüse über Bewegung in Balance kommt. In Mind-Care haben wir Sie – hoffentlich – davon überzeugt, Zucker aus Ihrem Leben zu streichen, um Insulinresistenz und Silent Inflammation vorzubeugen. Stattdessen geben Antioxidantien, gesunder Schlaf, Meditation und Achtsamkeit den Nebennieren wieder Power.

Nun setzen wir noch einen drauf, damit Sie am Ende dieses Buches wirklich im Flow sein können und langfristig gut aufgestellt sind für ein verlangsamtes, gesundes Aging, Schönbleiben, das für Sie passende Wohlfühlgewicht und liebevolle Selbstfürsorge.

Wir lassen es langsam angehen, *slow* sozusagen. Dem Druck Luft rausnehmen, sich einmal zurücklehnen und die letzten Jahre anschauen. Sich mit einer Tasse Tee oder einem Cappuccino auf das Sofa setzen und im Hier und Jetzt tief ein- und ausatmen. *Slow* heißt, überschießendes Östrogen, das uns nervös macht, auszugleichen, der Leber Ruhe zu gönnen, weniger Fleisch zu essen, weil es die Hormone durcheinanderbringt und zu viel Wachstumsfaktoren jetzt dem Körper schaden.

In diesem Sinne: Unnötiges, Belastendes loslassen, stattdessen aufbauen und stärken durch alles, über was sich Ihre Hormone, Ihr Geist und Ihre Seele freuen. Daher steht Soul-Care im Fokus dieses Hormonkapitels. Fangen wir an:

Wo stehe ich?

Bei vielen Frauen beginnen schon Anfang, Mitte vierzig die Hormonschwankungen. Diese wirbeln nicht nur den Körper ganz schön durcheinander, sondern auch die Seele. Fast automatisch beschäftigen wir uns darum zwischen vierzig und fünfzig sehr intensiv mit der Frage: Wo stehe ich eigentlich? Wir möchten aber auch die jüngeren Frauen ansprechen, die zyklusbedingt Hormonschwankungen haben. Darum ist der folgende Fragebogen für alle gedacht:

HIER STEHE ICH

- Wie bin ich aufgestellt (beruflich, privat, finanziell)?
- Bin ich glücklich?
- Fühlt sich mein Leben rund an?
- Sollte ich etwas loslassen?
- Vermisse ich etwas (Zärtlichkeiten, guten Sex, intensive Ge-

spräche, Spontanität, Auszeiten, Ruhe oder im Gegenteil Action usw.)?

- Wünsche ich mir mehr Leichtigkeit?
- Worauf bin ich stolz?
- Wen und was liebe ich?
- Was gibt mir Kraft?
- Was macht mir Sorgen?
- Wer sind meine besten Freunde/Freundinnen?
- Wie gesund bin ich auf einer Skala von 1 bis 10?
- Bin ich freundlich zu mir (und zu anderen)?
- Wovon träume ich?
- Fühle ich mich jung oder geht da noch was?
- Ist mein Körper mein Freund?
- Könnte ich besser trainiert sein?
- So richtig fit und gesund fühlt sich irgendwie anders an?
- Habe ich ein gutes Körpergefühl?
- Was ist mein persönliches *WHY* für meinen Wunsch, so jung wie möglich sehr alt zu werden? – Mehr Zeit haben, mich neu entdecken, Neues ausprobieren können …
- Was möchte ich jetzt und zukünftig erleben?

Weibliche Hormone in Balance

Hier ein Überblick mit dem Fokus auf Re-Power und Anti-Aging:

Das Thema Hormone ist ein sehr weites Feld. In Re-Power betrachten wir die Hormone in Hinblick auf Anti-Aging, Gewichtsreduktion und neue Energie. Wir möchte Sie unterstützen, Ihre Hormone zu balancieren und damit einen großen Schritt in Richtung Soul-Care zu gehen: Sinn, Selbstfürsorge, neue Wege und alles, was die Seele braucht, um jetzt gut aufgestellt zu sein, vielleicht für Neues in Ihrem Leben.

Wenn wir uns mit Hormonen und ihren Veränderungen beschäftigen, widmen wir uns natürlich auch einem guten Älterwerden.

In den letzten Jahren hat die Forschung hierbei tatsächlich erstaunlich große Fortschritte gemacht. Die Wissenschaft erlebt einen Paradigmenwechsel. Der Fokus wendet sich ab von der Symptombehandlung der Erkrankungen im Alter. Forscher beschäftigen sich zunehmend mit der Frage, WIE wir altern, und sehen das Alter selbst als Krankheitsursache Nummer eins. Neue Wissenschaftszweige verbinden sich mit Erkenntnissen aus der Epigenetik, welche die Folgen unserer Lebensweise bis in die Zellkerne aufzeigt. Auch das Immunsystem und Entzündungsreaktionen spielen eine Riesenrolle beim Alterungsprozess. Anti-Aging in diesem Sinne hat nichts mit äußerlichen Möglichkeiten der Verjüngung zu tun. Botox und Co. sind ein gigantisches, eigenständiges Thema, bei dem jeder seinen eigenen Weg finden muss. Darum soll es hier nicht gehen.

Wir möchten in diesem Kapitel den Einfluss der Hormone verdeutlichen und ihre wichtige Verbindung zu unserem inneren »Soul-Care«. Wir möchten zeigen, wie Sie (wieder) zu Kräften kommen bzw. vital und dadurch biologisch jünger bleiben. Ob es die unglaublich präzisen Vorgänge in unseren Zellkernen sind oder die Seele, die sich weiterentwickelt; Gesundheit, Jugend und Energie speisen sich aus unseren tiefen inneren Wurzeln. Wir tauchen ein in den aktuellsten Trend der Medizin; die Erforschung und Therapie des *Jungbleibens*. Da es hierfür natürlich einen neuen coolen Begriff braucht, heißt es nun:

Willkommen in der Juventologie!

Die bekanntesten weiblichen Hormone, die Östrogene, wirken nicht nur auf die weiblichen Geschlechtsorgane, sondern im ganzen Körper.

Sie stärken das Immunsystem (eine These bei Covid-19 dafür, dass weniger Frauen schwer erkranken), regen die Produktion von Eiweißen an, schützen vor Osteoporose und Herz-Kreislauf-Erkrankungen. Auch fangen sie aggressive und schädigende Moleküle und Eiweiße ab, bevor diese Nervenverbindungen (Synapsen) schädigen können. In dem Sinne wirken sie wie neuroprotektive Antioxidantien und senken u. a. das Risiko für Alzheimer. Östrogen sorgt für glatte Haut und kräftige Haare.

Zu hohe Östrogenspiegel steigern u. a. das Thromboserisiko, das Krebsrisiko für einige Krebsarten wie Brustkrebs (für andere wie Darmkrebs senken sie das Risiko), für Leberentzündungen, depressive Verstimmungen, Wassereinlagerungen und Gewichtszunahme.

Auch das andere wichtige Geschlechtshormon Progesteron wirkt nicht nur in der Gebärmutter, sondern ebenfalls im ganzen Körper. Es unterstützt das Immunsystem, die Energieproduktion, den Knochen- und Fettstoffwechsel, senkt das Risiko für verschiedene Krebsarten, intensiviert die Wirkung der Schilddrüsenhormone, festigt das Bindegewebe und steigert die Libido. Ist der Progesteronspiegel im Lot, dann sind wir weniger ängstlich und emotional ausgeglichener. Es wirkt antidepressiv und ist somit unser körpereigenes Chill-mal-Hormon. Klar, dass wir damit besser schlafen. Zusammen mit Östrogenen schützt Progesteron vor Osteoporose.

In den weiblichen Eierstöcken sowie den Nebennieren werden auch männliche Hormone gebildet, die Androgene. Am bekanntesten ist das Testosteron, das Frauen Durchsetzungsvermögen verleiht und im wahrsten Sinne des Wortes eine dickere Haut. Diese schützt besser vor Allergenen, die über die Haut eindringen können. Ein weiteres Androgen ist das DHEA. Es ist ein Prohormon für die Geschlechtshormone und besänftigt das Stresshormon Cortisol. Wenn wir ein natürliches Anti-Aging-Hormon besitzen, dann das DHEA. Es verbessert die Immunabwehr, unterstützt Herz-Kreislauf-System, Gehirn, Mitochondrien, baut Fettgewebe ab und Muskeln auf und schützt gegen Stress.

SCHWEDISCHER SCHAMANEN-TEE:

1 Liter Wasser aufkochen mit 1 EL Früchtetee, 1 TL Zimt, 2 TL Kurkumapulver, 1 cm frisch geraspelter Ingwer, 1 EL Honig, Saft von 1 Zitrone, eine Messerspitze Pfeffer, 1 TL Olivenöl – 10 Minuten ziehen lassen.

DHEA – SO GEHT JUNG

Das DHEA hat von allen Steroidhormonen im Körper den höchsten Anteil. Leider fallen die Spiegel ab dem 25. Lebensjahr am stärksten im Vergleich zu unseren anderen »Antreibern« (Östrogen, Progesteron) um bis zu 20 Prozent ab. In zahlreichen Studien konnte ein Zusammenhang zu vielen Alterungsprozessen nachgewiesen werden. Interessant ist auch, dass NACH der Menopause 100 Prozent der Östrogene aus dem Vorläuferhormon DHEA hergestellt werden.

Also: DHEA hält jung, innerlich und äußerlich. Es schenkt uns:
- besseren Schlaf, mildert Müdigkeit
- eine höhere Stresstoleranz und generell ein höheres Energieniveau
- verhindert Depressionen und verbessert die Stimmung

- reduziert Herz-Kreislauf-Erkrankungen um über 30 Prozent
- fördert die Muskelmasse und die Muskelkraft
- wirkt einer Osteoporose entgegen und schützt darum vor Knochenbrüchen

Wie man sein DHEA erhält oder es wieder erhöht

- Stress vermeiden, er raubt DHEA (DHEA ist der Gegenspieler des Cortisols)
- Entspannungstechniken wie Yoga oder Meditation anwenden. Kommen Sie in den Flow! Nach Achtsamkeitskursen und Anti-Stress-Workshops hatten die Teilnehmerinnen bis zu 100 Prozent mehr DHEA im Blut als vorher.
- Menschen, die mit schwierigen Lebenssituationen gut umgehen können (sogenannte Resilienz), haben höhere DHEA-Werte. Bitten Sie um Unterstützung.
- Freunde, eine liebevolle Gemeinschaft und der persönliche Sinn, den man den Dingen beimisst, halten den DHEA-Spiegel hoch.

DHEA als Therapie

Bioidentisches DHEA aus der Yamswurzel kann eingenommen werden. Auch wenn es nicht rezeptpflichtig ist, sollte immer ein erfahrener Arzt die Blutwerte checken. Zu viel DHEA lässt Frauen vermännlichen, dann beschwert man sich über Haare an Stellen, wo man sie nicht haben möchte. Wichtig für Musikerinnen: Auch die Stimme kann sich verändern.

Dosierung für Frauen (abhängig vom Laborwert):

> 35 Jahre	5 mg/Tag
> 40 Jahre	5 bis 10 mg/Tag
> 50 Jahre	10 bis 15 mg/Tag
> 60 Jahre	15 bis 25 mg/Tag

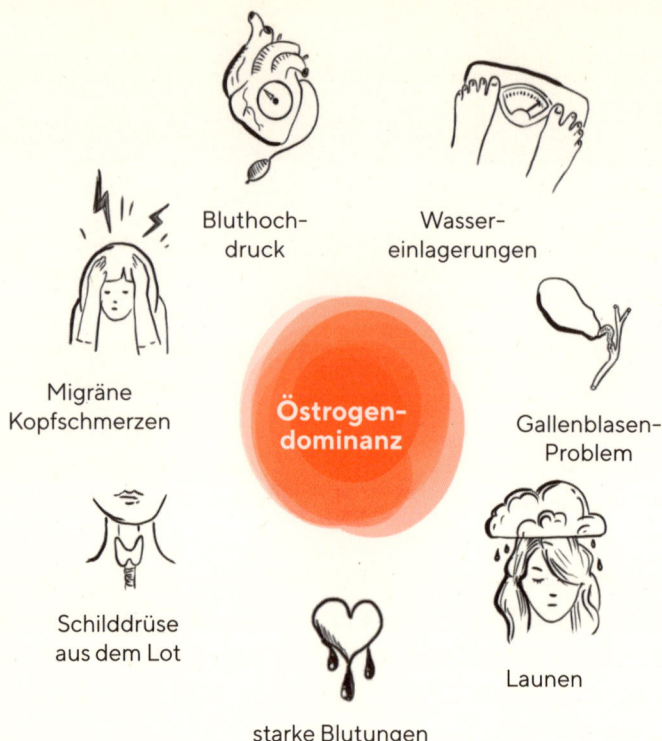

Bluthoch-
druck

Wasser-
einlagerungen

Migräne
Kopfschmerzen

Östrogen-
dominanz

Gallenblasen-
Problem

Schilddrüse
aus dem Lot

Launen

starke Blutungen

Tschüss Östrogendominanz – hallo gute Laune

In der Perimenopause, d. h. zehn bis zwölf Jahre vor dem Aus-
bleiben der letzten Regel, bringt oft eine Östrogendominanz,
also relativ gesehen zu viel Östrogen bei gleichzeitig zu wenig Progesteron, im Körper vieles durcheinander. Symptome
können ein unregelmäßiger Zyklus, Müdigkeit, Blähungen, Gewichtszunahme, Wassereinlagerungen, Schlafstörungen, Ener-
gieverlust und vieles mehr sein.

Ganz besonders zu schaffen machen den Frauen die teilwei-
se heftigen Stimmungsschwankungen. Oder/und auch Tage, an
denen alles viel zu hektisch, spaßbefreit oder einfach nur grau
erscheint. Man fragt sich dann: Wo ist meine Fröhlichkeit geblieben? Warum bin ich so gereizt und schlecht gelaunt?

DIE TOP TEN
FÜR UNSERE HORMONE:

1. Stress reduzieren (Stress raubt Hormone)
2. Synthetische Hormone, BPA, Toxine erkennen und meiden
3. Alkohol reduzieren (und immer wieder pausieren)
4. Viel buntes Gemüse, gesunde Fette
5. Kalorien/Zucker reduzieren
6. Wenig Fleisch/Milch (nur aus biologischer artgerechter Herkunft)
7. Vitamin D und Vitamin B in ausreichenden Mengen
8. Auf Calcium achten
9. Bewegung für gute Muskeln, Knochen und Stimmung
10. Freude, Liebe, Sinn, Gemeinschaft pflegen

Gegen eine Östrogendominanz helfen:

LESS tierisches Protein: besser ohne

Wir möchten Fleisch nicht grundsätzlich verdammen, aber achten Sie auf die Menge, diese wird seit Jahren immer wieder runterkorrigiert, und besonders natürlich auf seine Herkunft. Die DGE empfiehlt 300 Gramm pro Woche alles inklusive, also Wurst, Aufschnitt, Fleisch. Den Tieren werden Hormone und Wachstumsfaktoren zugesetzt, den Muttertieren, damit sie ununterbrochen fruchtbar sind und trächtig werden, dem Schlachtvieh, damit es schnell wächst und besonders große Steaks liefert. Von Antibiotika und weiteren unappetitlichen Zusätzen, mit denen Tier und dann Mensch konfrontiert werden, ganz zu schweigen.

Wenn überhaupt Fleisch, dann bitte hormonfreies Wild, Weidefleisch, in jedem Fall von glücklichen Tieren und bio.

Protein- und fleischlastige Diäten wie Paleo oder Atkins sind nachweislich gesundheitsschädlich. Sie sind zwar sehr sättigend und lassen zu Beginn die Pfunde purzeln, aber es konnten Zellveränderungen und negative Auswirkungen auf den gesamten Organismus nachgewiesen werden. Die Erfolge dieser Diäten sind also oft nur kurzfristig und auch aus ökologischer Sicht natürlich äußerst fragwürdig.

Wir empfehlen ausreichend wenig, aber gute Proteine. Circa 0,8 Gramm pro kg Körpergewicht am Tag.

Tierische Proteine führen zudem zu einer Übersäuerung des Organismus. Setzen Sie auf basische Ernährung wie grünes Blattgemüse, Weizengras, Gemüse, Sprossen, Avocado, grüne Smoothies, denn damit können Sie Ihre Energiedepots wieder auffüllen!

Gerade wenn Sie Muskeln aufbauen und Ihr Gewicht halten oder reduzieren möchten, ist es wichtig, auf eine ausgewogene Proteinzufuhr zu achten. Das ist auch mit vegetarischen und veganen Proteinquellen möglich. Wir haben hier ein kleines »Vegan/ Veggy-Fleisch-Battle« für Sie vorbereitet.

PROTEINTABELLE VEGAN GEGEN FLEISCH
(in g pro 100 g)

vegan	vegetarisch	omnivore
Pflanzliche Nahrungsmittel	**Milchprodukte**	**Fleisch**
Linsen 22 g	Harzer Käse 30 g	Hühnchenbrust 22 g
Erbsen 20 g	(mag aber leider	Putenbrust 24 g
Bohnen 20 g	fast niemand)	Rindersteak 22 g
Tempeh 19 g	Quark Magerstufe	Schweinefleisch 21 g
Tofu 14 g	13 g	Lammfilet 20 g
Sojabohnen natur 10 g	Hüttenkäse 15 g	
getrocknet 35 g	Skyr 12 g	**Fisch**
	Eigelb 16 g	Thunfisch 22 g
Nüsse / Samen /	Ganzes Ei 12 g	Lachs 21 g
Getreide	Kuhmilch 1,5 % / 3,5 %	Forelle 21 g
Leinsamen 24 g	= 3,2 g / 3,3 g	Karpfen 18 g
Mandeln 19 g		Garnelen 16 g
Cashew 18 g		
Chiasamen 17 g		
Walnüsse 14 g		
Haferflocken 13 g		
Paranüsse (mit viel		
Selen!) 13 g		
Dinkelflocken 12 g		

Vegan / Veggie-Fleisch-Battle

Weil Linsen die absoluten Punkte in Bezug auf Proteine machen, kommt hier unsere leckere Linsensuppe:

LINSENSUPPE – PROTEINPOWER PUR
(für 2 Portionen)

— 1 Karotte, 1 Zwiebel, 1 Stück Petersilienwurzel, 1 Kartoffel, 70 g Knollensellerie, 1 gr. Tomate, 2 ½ EL Ghee (oder Olivenöl), 5 EL Apfelessig, 150 g Puy-Linsen, Himalayasalz / Pfeffer, ½ TL Senf, 2 EL Balsamicoessig, Kräuter: Thymian, Schnittlauch, Petersilie nach Belieben

Zwiebeln fein würfeln und in Ghee oder Olivenöl im Topf andünsten. Das geschälte und zerkleinerte Gemüse hinzufügen und 3 Min. anbraten. Mit 800 ml Wasser ablöschen, dann Linsen und Kräuter in den Topf dazugeben, kurz alles aufkochen und weitere 45 Minuten köcheln lassen.

Suppe mit Essig, Senf und Kräutern abschmecken.

Tomaten halbieren, in der Pfanne anbraten und auf die Suppe im Teller geben.

LESS Umweltsünder, die unsere Hormonbalance angreifen

Schwermetalle in Seefisch, Pestizide in Gemüse und Obst, Antibiotika im Fleisch, Abgase und Feinstaub in der Luft, Mikroplastik, künstliche Zusatzstoffe und vieles mehr stellen unser Immunsystem auf eine harte Probe. Das Immunsystem meint es gut, wenn es den Körper gegen fremde Stoffe verteidigt. Wenn es das aber ununterbrochen oder an zu vielen Fronten machen muss, kann es schon einmal über das Ziel hinausschießen. Dann weiß es irgendwann nicht mehr, wer noch zur family gehört oder wer als bad guy wieder weggeschickt werden muss. Autoimmunerkrankungen, also fälschliche Überreaktionen gegen eigenes Gewebe, häufen sich seit Jahren. Besonders die hormonproduzierenden Drüsen, zu denen auch die Schilddrüse gehört, sind anfällig für viele gesundheitsschädliche Stoffe.

Nicht zuletzt stehen diese Stoffe auch dem Wunsch im Weg, gesund und schlank zu bleiben. Niedriggradige Entzündungsreaktionen (die schon in Kapitel 3 erwähnte Silent Inflammation) stehen erwiesenermaßen in engem Zusammenhang mit einer Zunahme der Fettmasse. Vor allem im und am Bauch. Das Bauchfett wiederum produziert Stoffe, die zu einer Insulinresistenz führen und weitere Entzündungen begünstigen. Diabetes Typ 2 und Insulinresistenz werden daher auch oft als Erkrankungen des Immunsystems bezeichnet. Entzündungen wiederum sind eine der Ursachen für vorzeitige Alterungsvorgänge und rauben Energie.

Aber bleiben wir beim Gewicht und betrachten die Umweltsünder, die dick machen, die Obesogene.

Obesogene

sind toxische, chemische Verbindungen und Fremdhormone, die das Gleichgewicht des Lipidstoffwechsels, unsere Hormonkreisläufe und Organe schädigen und zu Fettleibigkeit führen. Kurz gesagt: Chemie, die dick macht. In BPH-haltigen Gebrauchsgegenständen sind krank machende Stoffe wie Pestizide, Phthalate, Xenohormone und weitere. Achten Sie darum auf BPA-freie Behältnisse für Getränke, kaufen Sie loses Obst und Gemüse und nicht eingeschweißtes, verzichten Sie auf Lebensmittel aus Dosen und in Plastik abgepackte Tiefkühlkost.

Nutrigenomik – von der Gabel in den Zellkern

Bei der Entscheidung, was wir für unsere Gesundheit tun können, hilft uns das neue Wissen der Nutrigenomik. Der Begriff setzt sich zusammen aus *nutrition*, englisch für Ernährung, und *Genomik*, der Wissenschaft von den Zusammenhängen der Gene.

Die Nutrigenomik beleuchtet die Auswirkungen unserer Ernährung auf die Gene. Welche Lebensmittel führen zu positiven Veränderungen des Erbgutes? Welche behindern Zellvorgänge und führen zu Schädigungen, die sich zu Erkrankungen entwickeln können? Ganz praktisch bedeutet es, dass es ausschlaggebend ist, ob wir genügend nährstoffdichte, vitaminreiche

Nahrung zu uns nehmen. Denn diese hält den Körper auf zellulärer Ebene am Laufen. Und auch die Stimmung wird durch das Ernährungsverhalten beeinflusst.

Dieses junge und vielversprechende Feld der Wissenschaft hat durch die Entschlüsselung der Gene in 2003 (Human Genom Projekt) einen rasanten Aufschwung erhalten. Die über Jahrtausende erprobten Erfahrungen und Bräuche alter Lehren wie der Kräuterkunde, der Säftelehre (Blutzusammensetzung), der Spagyrik (Arzneimittelzubereitung) und viele mehr werden nun unter die molekularbiologische Lupe genommen. Dahinter steht eine wunderbare Vision: Werden wir bald ganz genau wissen, welche Ernährung individuell abgestimmt dem Einzelnen zu einem gesunden, langen und vitalen Leben verhelfen kann? Die Anfänge dieses Weges sind eindeutig: Nahrung ist Medizin und kann vorbeugen und heilend wirken.

Dirty Dozen – Clean Fifteen

Die folgende jährlich aktualisierte Liste bezieht sich auf die Studien der EWG (Environment working group, www.ewg.org) und stellt die Pestizidbelastung von Obst und Gemüse dar.

Obwohl es die beiden Listen einer amerikanischen Non-Profit-Organisation sind und diese darum nicht 100-prozentig auf den deutschen Markt übertragen werden können, bekommt man doch eine gute Vorstellung der Schadstoffbelastungen. Die Avocado schneidet übrigens immer aufgrund ihrer dicken Schale so gut ab. Der horrende Wasserverbrauch pro Frucht ist hier genauso wenig eingerechnet wie die Umweltbelastung durch den Import.

Wir haben die Tabellen hier aufgenommen, um zu zeigen, wann der Kauf von Bioprodukten besonders sinnvoll ist. Alles im Biomarkt zu kaufen ist für Familien oft zu teuer. Die Fahrt zum regionalen Bauern oder der Gang auf den Wochenmarkt lohnt sich.

DIRTY DOZEN

1. Erdbeeren	2. Äpfel	3. Birnen
4. Spinat	5. Pfirsiche	6. Kirschen
7. Grünkohl	8. Nektarinen	9. Tomaten
10. Sellerie	11. Weintrauben	12. Kartoffeln

CLEAN FIFTEEN

1. Avocado	2. Ananas	3. Zuckermais
4. Zwiebeln	5. Papaya	6. Aubergine
7. Pilze	8. Spargel	9. Weißkohl
10. Blumenkohl	11. Cantaloupe-Melone	12. Honigmelone
13. Zuckererbsen	14. Brokkoli	15. Kiwi

Leber entgiften

Alkohol, Zucker und helles Brot sind für die Leber Gift bis hin zur Leberverfettung. Bei 20 Prozent aller Deutschen reichen schon Zucker und Weißbrot, um die Leber zu schädigen. Vor allem zu viel Zucker führt zu Fetteinlagerung in die Leberzellen, und das noch häufiger als Alkoholkonsum. Eine Fettleber fördert viele Erkrankungen wie Osteoporose, Krebs, Diabetes und Nierenschwäche. Die Zahlen sind dramatisch: Bis zu 80 Prozent aller Diabetiker und adipösen Menschen (stark übergewichtig) haben eine nicht alkoholische Fettlebererkrankung (NAFLD). Tendenz steigend. Besonders besorgniserregend: Jedes dritte übergewichtige Kind besitzt bereits eine verfettete Leber.

Die gute Nachricht: Die Leber kann verzeihen, sie erholt sich bei entsprechender Pflege. Es lohnt sich darum, die Leber als Entgiftungszentrale des Körpers zu stärken. Dazu gehört Alkoholverzicht (oder zumindest weniger), weil dieser den Abbau von Östrogenen in der Leber stört. Sie werden in unliebsame »Hormonverwandte« umgebaut, die das Brustkrebsrisiko erhöhen. Zuckerverzicht ist ebenso wie eine gute Ernährung und Kräuter der beste Leberschutz, Mariendistel und Kurkuma unterstützen die Leberfunktion. Gut ist auch alles, was bitter und scharf schmeckt und den Stoffwechsel ankurbelt wie frische Kräuter, Gemüse und Gewürze.

Die Leber zu entgiften und zu entlasten ist darum eine wichtige Voraussetzung für ausgeglichene Hormone und auch für bessere Laune. Stattdessen freut sich die Leber über einen Leberwickel einmal in der Woche (heißes, feuchtes Tuch und darauf ein trockenes Tuch eine halbe Stunde unter den rechten Rippenbogen legen).

LEBERWICKEL

SKB: »Ich gönne mir einmal in der Woche einen warmen Leberwickel. Man benötigt dafür eine Wärmeflasche, ein Küchentuch, ein Handtuch und eine gemütliche halbe Stunde abends auf dem Sofa – mehr nicht. Danach schläft man wie ein Baby und hat am nächsten Morgen das Gefühl, dass Madame Leber wirklich gute Arbeit geleistet hat.«

Die Leber ist neben den Nieren DIE Entgiftungsstation des Körpers. Wärme bewirkt eine Weitstellung der Gefäße, d. h., die Leber wird verstärkt durchblutet und arbeitet dadurch im Turbogang. Der Stoffwechsel wird angekurbelt, und die Leberzellen räumen auf. Erhitzen Sie ein Kirschkernkissen und benetzen ein Küchentuch mit warmem Wasser. Legen Sie das Tuch unter Ihren rechten Rippenbogen, darüber das Kirschkernkissen, und wickeln Sie um beides ein Handtuch – einmal um den Rumpf. Daher der Name *Wickel*. Lassen Sie den Wickel eine halbe Stunde wirken. Man kann auch eine Leber-Kur über sieben Tage durchführen, d. h. jeden Abend einen Wickel anwenden. Das ist sinnvoll, wenn Sie über längere Zeit Medikamente einnehmen mussten, oder auch im Rahmen einer Detox-Kur.

Power

DIM (Diindolylmethan)

DIM in grünem Gemüse reguliert den Östrogenhaushalt.

DIM ist ein pflanzliches Antioxidans, das bei der Verdauung bestimmter Gemüsesorten aus Senföl entsteht und vor hormonabhängigen Krebsarten schützen kann. DIM reguliert den Östrogenhaushalt (inklusive Östrogene aus der Umwelt) und schützt vor einer Östrogendominanz auch durch Umweltöstrogene. Für eine Mega-DIM-Portion sollten Sie das Gemüse als Rohkost genießen oder nur leicht gedünstet. »Hacken und abwarten« erhält die wertvollen Inhaltsstoffe. Dafür Brokkoli oder anderes Gemüse klein schneiden, für zehn bis 15 Minuten auf dem Brett liegen lassen und dann erst ins Wasser geben.

Hervorragende DIM-Quellen sind Brokkoli, Blumenkohl, Rosenkohl, Grünkohl, Pak Choi, Kohlrabi, Kresse, Kohlrüben, Radieschen, Meerrettich, Rucola, Raps, Senf, Kresse, Rettich.

Wir möchten Ihnen vor allem Brokkoli ans Herz legen, er ist

entzündungshemmend. Aktuell laufen viele Erfolg versprechende Studien zur hormonabhängigen Krebsprävention und Therapie. So verhindert DIM die Entstehung eines bestimmten Brustkrebs fördernden Östrogens (6-Hydroxy-östron).

DIM gibt es auch als SUPPLEMENT in Kapselform.

KURKUMA-KONTROVERSE KK ☺

Kurkuma wird seit Jahrtausenden in der asiatischen traditionellen Medizin eingesetzt, und seine positiven Wirkungen auf Darm und Verdauung sind unbestritten. Bei Beschwerden wie Völlegefühl und Blähungen ist Kurkuma ein bewährtes natürliches Hilfsmittel. Die Universalwirkung gegen Darm- und Prostata-Krebs, Lungenerkrankungen, Rheuma, Arthrose, Hirnerkrankungen und entzündliche Darmerkrankungen wie Colitis ulcerosa oder Morbus Crohn ist bisher in Studien am Menschen allerdings nicht bewiesen. Ein Grund ist die niedrige Aufnahme aus dem Darm bei den üblichen Verzehrmengen.

Dennoch: Wir lieben Kurkuma, seine Farbe, seinen Geschmack und auch den Gedanken, er würde unbändige Heilwirkung haben. Darum kommt er auch täglich in unser Essen: morgens in den Smoothie oder später in unseren »Chia-Kurkuma-Porridge« (Rezept siehe Seite 129). Und nur, weil die Wissenschaft noch nicht so weit ist, heißt es ja nicht, dass Wunder nicht geschehen dürfen.

Hauptwirkstoff ist der natürliche Farbstoff Curcumin. Inzwischen gibt es Kurkuma-Pflanzenextrakte in Tablettenform. Diese Kurkuma- bzw. Curcumin-Extrakte werden durch eine besondere chemische Zubereitung so verändert, dass höhere Dosen Curcumin vom Körper aufgenommen werden können.

Leider gelangen von natürlichem Kurkuma nur etwa fünf Prozent des Curcumins in die Blutbahn, der Rest wird im Magen-Darm-Trakt abgebaut oder ausgeschieden.

Statt Curcumin-Extrakten einfaches Gelbwurzpulver kaufen und dann ½ Teelöffel am Tag zusammen mit Pfeffer einnehmen. Bei frischem Kurkuma (Vorsicht, die gelbe Farbe lässt sich nur schwer entfernen), dessen entzündungshemmende Wirkung noch stärker ist, entspricht der ½ Teelöffel etwa einem Zentimeter der Wurzel.

Wir möchten Ihnen allerdings auch nicht vorenthalten, wovor Verbraucherzentrale und Studien aktuell warnen: Aus Sicherheitsgründen sollten Schwangere und Stillende ganz auf Nahrungsergänzungsmittel mit Kurkuma verzichten. Gegen die Nutzung als Gewürz ist aber nichts einzuwenden.

Wer an Gallensteinen leidet, sollten ebenfalls auf Kurkuma-Extrakte verzichten. Sie können die Gallensaftproduktion und -abgabe fördern und eine Gallenkolik auslösen.

Auf die Plätze, fertig, los! Bewegung – warum?

Bewegung schützt nicht nur vor Osteoporose und wirkt gegen eine Östrogendominanz, sondern sorgt auch für Muskeln. Ab vierzig müssen wir uns aktiv um unsere Knochen und Muskeln kümmern, sonst bauen die sich von allein ab. Wenn man weiß, dass Muskeln unsere besten Fettburner sind und helfen, das Gewicht zu stabilisieren, dann fällt das Training deutlich leichter. Noch Stunden nach dem Sport sind die Abwehrsysteme des Körpers hochgefahren, werden Muskelfasern repariert und aufgebaut.

Durch intensives Training wird auch Dopamin freigesetzt, der antriebssteigernde Neurotransmitter, der zudem die Bildung des Glückshormons Serotonin unterstützt. Außerdem tut man jedes Mal, wenn man körperlich aktiv ist, etwas für seine grauen Zellen. Durch Schwitzen und Bewegung wird der BDNF (Brain-derived neurotrophic factor) freigesetzt, ein hirneigenes Superfood sozusagen. Das Denken klappt anschließend hervorragend.

Regelmäßige Bewegung und Anstrengung beeinflussen auch die emotionale Verfassung. Durch die Ausschüttung von Noradrenalin verbessert sich die Aufmerksamkeit nach dem Training, man fühlt sich ausgeglichener. Evolutionsgeschichtlich alte Teile des Gehirns, vor allem das limbische System, in dem unsere Ängste sitzen, werden reguliert. Man reagiert gelassener auf Stressreize.

Und natürlich kurbelt Bewegung den Stoffwechsel und die Fettverbrennung an, einerseits durch Erhöhung der Insulinsensitivität, andererseits durch die Aktivierung des Fatso-Gens (FTO). Dieses Gen reguliert das Sättigungshormon Leptin, das bei starkem Übergewicht nicht mehr seinen Hunger stillenden Funktionen nachkommen kann (Leptinresistenz).

Das ist nicht nur gesund, sondern unterstützt die natürliche Schönheit.

Besonders effektiv für die Fettverbrennung ist das HIIT, das im Sinne der Hormesis einen kurzfristigen Stressreiz setzt.

HIIT:
HIGH INTENSITY
INTERVALL TRAINING

Mit HIIT wird sehr effektiv Fett verbrannt, und das auch noch Stunden nach Trainingsende. Man spricht vom Nachbrenneffekt. Lassen Sie Ihr Herz checken, bevor Sie mit einem HIIT beginnen, denn damit gehen Sie wirklich an Ihre Belastungsgrenze.

Für was auch immer Sie sich entscheiden: Radfahren, Joggen, Seilspringen, Schwimmen oder Crosstrainer, folgende Trainingseinheiten wechseln sich beim HIIT ab:

1. Hochintensive Phase »So richtig reinpowern«: 1 Minute an die Belastungsgrenze gehen und dann die Übung noch weitere 15 Sekunden durchführen.
2. Erholungsphase: 3 Minuten die Übung in einem entspannten Tempo oder mit leichtem Gewicht durchführen.
3. Wiederholung: 1+2 wechseln sich insgesamt 30 Minuten lang ab, optimal sind zwei- bis dreimal in der Woche.

Wer es entspannter mag, kann sich mit Pilates, Yoga, Qigong und spirituellem Tantra genauso gut fit halten. Was uns bei dieser Art von Sport so gut gefällt, ist die Kombi aus Bewegung mit Entspannung. Denn sie regt die Hormondrüsen an, mehr Hormone zu produzieren. Mehr dazu auf Seite 239.

Hormesis

Unter Hormesis versteht man einen gezielten Stressreiz, der die Widerstandsfähigkeit steigern soll. Hormesis ist in der griechischen Mythologie die Göttin der ausgleichenden Gerechtigkeit, ist das nicht toll? Die Hormesis kann unserem Körper viel Positives geben: das Immunsystem stärken, Energie zurückgeben, Heilung fördern und Gesundheit erhalten.

Doch wie funktioniert Hormesis? Geringe Dosen Stress können dazu führen, dass die Zellen schnell in einen Schutzmodus übergehen und Reparaturmechanismen aktivieren. Es wird ein positiver Effekt erzielt, der vor größerem oder lange anhaltendem Stressreiz schützt.

Wir haben das Thema schon bei der kalten Thermogenese im

Kapitel Heart-Care angesprochen. Dieser kurze Reiz führt zu einer Zellerneuerung und besseren Gesundheit. Oder auch das Intermittierende Fasten. Die lange Pause in der Nahrungsaufnahme ist für viele sicherlich anfangs sehr gewöhnungsbedürftig. Aber nach ein paar Wochen fühlt man sich belohnt: Der Körper wird widerstandsfähiger, das Gewicht stabilisiert sich, man denkt klarer.

Der Hormesis begegnen wir auch bei einer Nahrungsumstellung, einem neuen Sportprogramm, dem Lernen des »Sich-Abgrenzens« und anderem mehr.

Viele Menschen, und gerade auch wir Frauen, nehmen sich etwas vor, was sie dann gar nicht schaffen. Vielleicht fehlen Zeit oder Mittel? Oder etwas anderes kommt des Weges. Das Ergebnis ist ein schlechtes Gewissen, wir fühlen uns undiszipliniert, denken, wir wären gescheitert. Manchmal halten wir auch nicht lange durch, weil der Beginn des Vorhabens sich als schwieriger als gedacht herausstellt.

Raus aus der Komfortzone

Das Verlassen der Komfortzone ist das, was die Hormesis auf Zellebene ist. Jede Veränderung bedeutet anfangs Kraftaufwand. Geht man nach Jahren wieder joggen, schmerzen die Muskeln. Das Immunsystem braucht dann bis zu 72 Stunden, um die Mikroschäden an den Muskelfasern wieder zu reparieren. Gleichzeitig finden Anpassungsvorgänge statt, damit Muskeln und Gewebe das nächste Mal auf ähnliche Reize besser vorbereitet sind. Diesen Vorgang bezeichnet man als Adaptation. Er ermöglicht es dem Körper, sich an Herausforderungen anzupassen und auch an ihnen zu wachsen. Diese Vorstellung lässt sich auf das Herz-Kreislauf-System ebenso wie auf das Nervensystem, Lernvorgänge und vieles andere übertragen.

Stellt man beispielsweise die Ernährung um auf mehr ballaststoffreiche Kost, kann der Darm anfangs grummeln, langfristig wird man aber keine Blähungen mehr haben. Oder entschließt man sich für weniger Social Media, kann das einem kalten Entzug gleichen, langfristig ist der Geist tiefenentspannt.

Die Umstellungen und das Rausgehen aus der eigenen Komfortzone sind erst einmal schmerzhaft und umständlich und können für den Körper ein Stressreiz sein. Doch diesen benötigen wir, um zu wachsen.

Diesen wackeren und beherzten Angang an das Leben nennen die Finnen *SISU*: Rein ins eiskalte Wasser, Grenzen ausloten und überschreiten, mutig werden, Dinge wagen, SISU ist eine empathische Hymne, endlich aufzubrechen.

Wie kann es konkret gelingen, die eigenen Pläne tatsächlich umzusetzen? Was braucht es, um Vorhaben im Alltag fest zu verankern und durchzuhalten, damit man wieder nicht die x-te Diät nach zwei Wochen frustriert abbricht? Was ist nötig, um Ziele wirklich erfolgreich umzusetzen?

Erstens: Routine, die sich bewährt

Stecken Sie sich nicht zu hohe, ehrgeizige Ziele, die an der praktischen Umsetzung scheitern. Menschen, die von anderen für ihre Schaffenskraft bewundert werden, sind meistens nicht genial oder mit einem besonderen Talent geboren worden. Sie verfolgen ihre Leidenschaft oder ihre Ziele »einfach« ausdauernd und unerschütterlich von der ersten Idee bis zum Ziel. Letztlich besitzen sie den Mut, ihre Idee umzusetzen. Von Rückschlägen, Niederschlägen, Selbstzweifeln, Erschöpfung, vielleicht auch Langeweile oder Frustration lassen sie sich nicht ausbremsen.

Dieses Geheimnis steht allen Menschen offen. Das Großartige daran ist: Wir besitzen mit unserem Gehirn eine einmalige

Wunderwaffe! Je häufiger man sich bestimmte Gedanken macht und das Gedachte in eine Handlung umsetzt, d. h. die Idee auch ausführt, desto mehr Verschaltungen bilden sich zwischen den Nervenzellen (Neuroplastizität). Es entstehen automatisierte Handlungsabläufe, die in sogenannten Engrammen gespeichert werden. Das sind Wege im Gehirn, die immer wieder ausgetreten werden wie ein angesagter Trampelpfad, den die Menschen als Abkürzung benutzen, um schneller am See zu sein.

In der Einleitung zu diesem Buch haben wir Ihnen das Journal ans Herz gelegt als Morgen- und Abendroutine. Wir möchten hier noch einmal erklären, warum sich diese Routinen günstig auf die neuronale Plastizität auswirken und somit anfängliche Hürden zu lieben Gewohnheiten werden. Das bedeutet: Der innere Schweinehund bellt von Tag zu Tag weniger, an dem man sein Vorhaben in die Tat umsetzt, und der Widerstand schwindet von ganz allein.

Zweitens: Setzen Sie sich ein persönliches Ziel

Mit einem konkreten, persönlichen Ziel ist man viel motivierter, etwas zu ändern, als ins Blaue hinein. Das kann z. B. das Ziel sein, bis zum runden Geburtstag bin ich nicht mehr rund oder bis zur nächsten Reise habe ich angefangen, die Sprache zu lernen, die in meinem Traumland gesprochen wird. Oder: Ich möchte täglich meditieren, um mich bei der nächsten großen Besprechung nicht mehr aus der Ruhe bringen zu lassen.

Drittens: Bleiben Sie dran!

Kleine Stressreize à la Hormesis führen im Körper zu einer Aktivierung der Zellerneuerung. Auf emotionaler Ebene können Überwindung, Zielstrebigkeit, das An-sich-Arbeiten sehr mühevoll und manchmal auch echt schmerzhaft sein. Sie lohnen sich aber. Sie werden auf alle Fälle mit mehr Selbstwertgefühl, etwas neu Erlerntem, einem besseren Job, einer harmonischeren Beziehung zum Partner oder zu Freunden und einem Aussehen, das Ihnen gefällt.

HORMETISCHE FAKTOREN:

- Kälte (siehe kalte Thermogenese)
- Hitze (Sauna)
- Sport
- Intermittierendes Fasten
- Fasten, denn Hunger stimuliert das Immunsystem
- Scharfe Gewürze (Capsaicin aus Chilischote)
- UV-Licht (aber nicht zu viel, Stichwort Hautkrebs)

Sirtuine – Reparatur und Langlebigkeit durch die Nahrung

Sirtuine sind Enzyme, die direkt auf wichtige Hormone, wie die Schilddrüsenhormone, Einfluss nehmen. Außerdem beugen sie stillen Entzündungen im Körper vor, indem sie Zellreparaturmechanismen unterstützen. Das reicht tief bis auf Zellkernebene in die DNA. Schon 2003 konnte nachgewiesen werden, dass Sirtuine unseren Stoffwechsel in den Überlebensmodus versetzen, wenn wir fasten.

Im Sinne der Epigenetik kann sirtuinreiche Nahrung darum den Alterungsprozess verlangsamen. Konkret verbrauchen die Zellen dann weniger Energie, damit Zellprogramme verändert und Schäden behoben werden können. Sirtuine stärken darüber hinaus das Immunsystem, schützen vor Krebs und helfen, weißes Fettgewebe in braunes umzuwandeln. Das wärmt und macht schlank!

PFLANZENSTOFFE, DIE SIRTUIN AKTIVIEREN

Aber nicht nur Fasten oder Nahrungskarenz aktiviert diese unglaublichen Helfer. Auch sekundäre Pflanzenstoffe aktivieren Sirtuin. Hier ein paar Beispiele für Aktivatoren aus der Natur:

Capsaicin – we like it hot – steckt in der Chilischote, heizt ein und schützt unter anderem vor Krebs.

Quercetin ist ein Bioflavonoid, das in Brokkoli, Äpfeln und Zwiebeln vorkommt. Es wirkt antioxidativ, kann das Wachstum von Krebs hemmen, beugt Arterienverkalkung vor und schützt die Nervenzellen.

Resveratrol – Rotwein einmal anders – finden wir in Himbeeren und roten Trauben, es wirkt krebshemmend, antidiabetisch, lebensverlängernd und lässt das Fett schmelzen.

Catechin ist ein in grünem Tee enthaltener Bitterstoff, der krebshemmende, cholesterinsenkende und zellschützende Eigenschaften hat.

Naringenin nehmen wir über Zitrusfrüchte wie die Grapefruit auf. Es senkt Blutzucker und Blutdruck.

Indol-3-Carbinol (DIM) ist in grünem Gemüse und Kohl. Es beugt Krebs vor, besonders Brustkrebs, und gleicht Hormone aus.

Es gibt sogar eine spezielle Sirtfood-Diät, die von den amerikanischen Ernährungsberatern Aidan Goggins und Glen Matten erfunden wurde. Dabei geht es in erster Linie um das, *was* man isst. Bleibt man bei den erlaubten Lebensmitteln, sollen die Kilo von allein purzeln – und wegbleiben. Allerdings nur, wenn dauerhaft die Ernährung umgestellt wird.

- Äpfel
- Tomaten
- Zitrusfrüchte
- Buchweizen
- Petersilie, Kurkuma, Knoblauch, Zwiebeln
- Soja
- Sellerie
- Rucola, Grünkohl, Kapern
- Kalt gepresstes Olivenöl
- Rote Zwiebeln, Chili
- Grüner Tee, schwarzer Kaffee, Rotwein (in Maßen)
- Zartbitterschokolade (mit einem Kakao-Gehalt von mindestens 85 Prozent)
- Walnüsse
- Blaubeeren, Erdbeeren, Heidelbeeren

Gewichtspecial

Gründe, warum man mit seinem Gewicht nicht glücklich ist, gibt es viele. Sollten Sie mit Ihrer Figur hadern, wissen wir natürlich nicht, was Ihr individueller Grund dafür ist. Unsere Hormone haben einen sehr großen Einfluss auf das Körpergewicht. Das bekommen sehr viele Frauen vor allem in Zeiten der Hormonumstellung zu spüren. Mehrere Faktoren spielen dabei eine Rolle: Sinkt das Progesteron bei Frauen ab Anfang vierzig, bleibt der kalorienverbrauchende Eisprung aus. Dadurch verschiebt sich die Balance zugunsten von Östrogen. Unter der Östrogendominanz wiederum kommt es zu Wassereinlagerungen, und durch weitere Hormonverschiebungen sammelt sich Fett am Bauch an.

Aber auch später, wenn dem Körper zum Ende der Menopause und vor allem danach Östrogen fehlt, nimmt das Thema Gewicht sprichwörtlich an Bedeutung zu.

Wir müssen auch noch einmal erwähnen, dass sich die Muskelmasse ab vierzig abbaut. Es werden also per se schon einmal weniger Kalorien verbrannt. Eigentlich müsste man in diesem Alter umso mehr Sport treiben, doch aus vielerlei Gründen treiben mehr als zwei Drittel aller Frauen ab vierzig kaum noch Sport oder zumindest viel weniger. Ebenso wirken die natürlichen Hungerbremsen, die Hormone Leptin und Ghrelin, nicht mehr so zuverlässig, siehe Kapitel *Mind-Care*, Seite 187.

Versteckter Zucker in Fertigprodukten, das tägliche Gläschen Alkohol als Kalorienbombe sowie endogene Disruptoren tun ihr Übriges. Endogene Disruptoren sind Umweltgifte, die wie Hormontrigger wirken. Sie bremsen die Sättigungshormone aus sowie den Fettabbau.

Auch wer unter Silent Inflammation, also einer niedriggradigen Entzündungsreaktion, leidet, kann Gewichtsprobleme haben, denn diese fördert die Bildung von Fettzellen.

Ab einem bestimmten Übergewicht geht es weniger um den Schönheitsgedanken (Wir möchten hier klarstellen, dass wir ein paar Pfunde zu viel schön finden und nichts vom Schlankheitsdiktat halten!), sondern um die Gesundheit.

In einer Studie der Charité aus 2018 wurde aus dem Bauchfett ein neuer Botenstoff isoliert, der das Entstehen von Insulinresistenz sowie chronischen Entzündungen begünstigt. Er wird bei starkem Übergewicht aus den Fettzellen des Bauchfetts freigesetzt und ans Blut abgegeben. Die neuen Erkenntnisse könnten dazu beitragen, neue Therapien für das Übergewicht zu entwickeln.

Spannenderweise regulieren sich Silent Inflammation, eine Insulinsensitivität und das Gewicht über den Darm. Kümmern Sie sich darum um das Mikrobiom, denn auch unter den Darmbakterien gibt es tatsächlich bessere und schlechtere Kostverwerter. Entscheidend für eine schlanke Linie ist die Firmicutes-Bacteroides-Ratio: Je höher das Körpergewicht ist, desto mehr Firmicutes-Bakterien befinden sich anteilig im Mikrobiom. Sie bauen zusätzlich zu den langkettigen Kohlenhydraten (Ballaststoffe) noch nicht verdaute Nahrungsbestandteile, kurzkettige Kohlenhydrate und Fettsäuren ab und stellen dem Körper somit zusätzliche Kalorien zur Verfügung. Überträgt man Ergebnisse aus Untersuchungen am Tiermodell auf den Menschen, dann bedeutet ein hoher Firmicutes-Anteil eine mögliche jährliche Gewichtszunahme von bis zu 10 kg.

Umgekehrt sind Menschen schlanker, die mehr Bacteroidetes-Bakterien im Darm haben. Diesen Anteil kann man durch eine Ernährungsumstellung oder Gabe von Probiotika (z. B. lebenden Milchsäurebakterien) erhöhen.

NUR SCHLANK ODER AUCH JÜNGER – INTERMITTIERENDES FASTEN

Was macht schlank, was hält jung? Was kann vielleicht sogar beides?

Eine Gewichtsabnahme hat auch Auswirkungen auf Zellebene. Wir möchten noch einmal, wie in den anderen Kapiteln, das Intermittierende Fasten ansprechen.

Wer abnehmen möchte, sollte das Dinner canceln und ab spätestens 18 Uhr für die nächsten 16 Stunden nichts mehr essen. Es darf auch gerne schon ab 17 Uhr begonnen werden. Natürlich ist Intermittierendes Fasten per se kein Garant fürs Abnehmen, denn wer will, kann in wenigen Stunden die gesamten Kalorien des Tages oder mehr verputzen. Sich selbst betrügen bringt wie überall wenig.

Auch wenn also nicht jede Form des Intermittierenden Fastens zu einer deutlichen Gewichtsreduktion führt, ist tägliches Intermittierendes Fasten nach der 16:8-Methode eine sehr gute Möglichkeit, nach dem Abnehmen sein Gewicht zu halten.

Zusätzlich wird dadurch die Insulinsensitivität der Zellen wieder erhöht, und schon sind wir beim Anti-Aging. Pausen zwischen den Mahlzeiten einzulegen und diese bestenfalls auch deutlich zu verlängern gibt dem Reparatursystem des Körpers die Möglichkeit, für Sie zu arbeiten, ohne von komplizierten Verdauungsvorgängen abgelenkt zu werden. Sie möchten ja schließlich auch nicht mehr alles gleichzeitig machen müssen. Spätestens ab 35 sollten Frauen sich von Multitasking verabschieden und in einen Fokussierungsmodus übergehen. Finden wir. Und das auch auf zellulärer Ebene.

Die verlängerten Phasen zwischen den Mahlzeiten setzen wie gesagt die Autophagie und Apoptose der Zellen in Gang. Zu Deutsch: Recycling, Müllentsorgung – das volle Premiumprogramm, das enorme Auswirkungen auf unsere Gene und unsere Langlebigkeit hat. Mit Intermittierendem Fasten lässt sich die biologische Uhr verlangsamen, anhalten, und manche Forscher sagen sogar: zurückdrehen.

In jedem Fall stärkt Intermittierendes Fasten das Immunsystem, schützt vor Krankheiten und Entzündungen, wirkt einer Insulinresistenz entgegen.

Nicht zu unterschätzen als »Appetitanreger« ist Stress, insbesondere wenn Stress als Dopaminkick Suchtpotenzial hat. Wir sprechen hier nicht von der förderlichen Hormesis!

Dopamin wird in Nervenzellen im Gehirn und im Nebennierenmark gebildet. Einige Drogen wie Kokain verlängern die Dopaminwirkung, genauso wie die Dauerstimulation unseres modernen Alltags. Fast pausenlos wird Dopamin geflasht. WhatsApp, Instagram, Snapchat, Facebook und Co., Netflixserien und Podcasts verschaffen den nächsten Kick (einschließlich des Griffs zu Süßem). Der bedient das Belohnungssystem, und wie bei jeder Sucht will das Gehirn mehr von dem »Stoff«. 14 bis 18 Stunden werden schnell »normal«. Dagegen hilft Dopaminfasten.

Dopaminfasten

Das Wort *Dopaminfasten* stammt aus dem Silicon Valley. Die Tech-Branche hat bemerkt, dass die dauerhafte Überstimulation des Gehirns süchtig und krank macht und Kreativität und Leistungsfähigkeit dadurch rapide sinken. Dopamin ist ein Überträgerstoff für Signale im Nervensystem. Die Wirkung von Dopamin ist anregend, es verschafft uns Befriedigung und Wohlbefinden. Durch viele kurze Kicks, bei denen Dopamin freigesetzt wird, sind wir glücklich. Und werden danach süchtig. Klar, wer will nicht immer glücklich sein? Man spricht vom endogenen Cannabinoid-System.

Das Dopamin ist nämlich auch eine Vorstufe des Stresshormons Noradrenalin. Darum sind Menschen, die permanent am Handy hängen, auch so kribbelig und gestresst.

Doch das Dopaminfasten bezieht sich nicht nur auf Social Media, sondern auf alles, was uns süchtig machen kann, wie Zucker, Zigaretten, das abendliche Gläschen (oder zwei) Wein, Sex, Shoppen, das Checken von Nachrichtennews, der Hunger nach dem Kick durch exzessiven Sport oder das pausenlose Gedankenkreisen um die eigene Schönheit und Jugend. Ist man der Verlockung erlegen, möchte man sie nicht mehr missen. Schnell findet man sich in einem Teufelskreis wieder.

Der Grat ist oft schmal, gerade in den sozialen Netzwerken. Nützliches für Wissensvermittlung und Job von unbarmherzigen Zeitfressern zu unterscheiden. Das gilt auch für den Netflix-Serienmarathon. Ein Bewusstsein beim Konsumieren kann helfen. Beobachten Sie, ob Sie sich ganz entschieden für einen Fernsehabend oder eine Runde Instagram entscheiden oder ob Sie sich dem Sog nur noch ermattet und willenlos hingeben. Ist Letzteres der Fall, sollte Ihnen die Zeit dafür zu kostbar sein.

Der Teufelskreis lässt sich durch Entzug oder »Dopaminfasten« durchbrechen. Denn ob Trend oder nicht: Verzicht kann entspannen, die Wahrnehmung trainieren und die Lebensfreude steigern. Ein Versuch lohnt sich.

Der erste Schritt liegt darin, sich klarzumachen, dass permanentes Nachgeben wirklich einen Kreislauf in Gang setzt: Der Körper verlangt nach immer mehr Dopamin. Dopaminfasten heißt darum nichts anders, als dass man den Stimulus für eine gewisse Zeit ausschaltet. Einige Stunden täglich oder einen Tag Tag/mehrere Tage in der Woche verschreibt man sich selbst eine reizfreie, handyfreie, alkoholfreie oder medienfreie Zeit. Wer sich vom Run auf die neueste Bluse oder Kollektion seines Lieblingsdesigners stressen lässt, dem raten wir natürlich auch eine Pause hiervon.

Seien Sie achtsam, und nehmen Sie die eigenen Bedürfnisse bewusst wahr. Wann ist es richtiger Hunger anstatt wahlloses Essen von Süßem? Wofür steht die Süßigkeit? Welche Reize können bewusst reduziert werden? Was wird nebenbei konsumiert, ohne dass man das so richtig mitbekommt? Was muss nicht mehr konsumiert werden?

Das Handy könnte stundenweise ausgeschaltet bleiben, vielleicht beim Spaziergehen? Überflüssige Apps könnten gelöscht werden oder ihre Verfügbarkeit erschwert. Instagram müsste nicht auf allen Geräten laufen. Menschen, die einem nicht guttun, könnten eine Zeit lang weniger gesehen werden. Stattdessen lohnt es sich, Zeit mit Freunden zu verbringen, die auch ohne ständige Dopaminkicks Freude an ihrem Alltag haben. Wer die Möglichkeit hat, probiert vielleicht für eine Woche ein Schweige-Retreat aus oder setzt sich die Challenge, einen Monat keinen Alkohol zu trinken oder Süßigkeiten zu essen. Wer ein Sport-Addict ist, macht vielleicht nur noch jeden zweiten Tag Sport und fährt so das Dopamin runter.

Noch eine spannende News zum Thema Dopamin: Wir verfügen über ein bestimmtes Gen, das unser Dopaminsystem im Gehirn steuert, das COMT-Gen. Die Variante dieses Gens, die von Mensch zu Mensch variiert, entscheidet über Menge und Abbaugeschwindigkeit von Dopamin. Das beeinflusst die Art, wie man etwas plant oder auch Probleme löst. Auch die individuelle Stressverarbeitung ist abhängig von diesem Bauplan. Klar sind insgesamt viele Faktoren beteiligt, nicht nur ein Gen. Trotzdem wird das Wissen um COMT vielleicht dazu führen, dass Menschen zukünftig nach einem Gentest bewusst runterschalten nach dem Motto Stress beCOMPT mir nicht.

ABNEHMEN AUF REZEPT? – METFORMIN

Abschließend zum *Gewichtspecial* möchten wir Ihnen die neuesten Forschungen nicht vorenthalten.

Da immer mehr (junge) Menschen an Übergewicht und seinen Folgen leiden, läuft die Adipositas-Wissenschaft auf Hochtouren. Wie lässt sich Übergewicht wirkungsvoll bremsen?

Eine lang bekannte und sehr gut untersuchte Substanz rückt in den Fokus: das Metformin. Dieser Stoff aus dem französischen Flieder wird als sehr günstiges Medikament schon seit Jahrzehnten in der Diabetestherapie eingesetzt. Nun soll es auch Nichtdiabetikern bei der Gewichtsabnahme helfen. Ärzte verschreiben es bei frustranen Diätversuchen.

Untersuchungen konnten zeigen, dass Metformin in einen gestörten Zuckerstoffwechsel eingreifen und – zumindest im Tierversuch – die Krebsrate senken und zu einer deutlich verlängerten Lebensspanne führen kann. Die amerikanische Arzneimittelbehörde FDA hat jetzt die Genehmigung für eine Studie erteilt, in der die Wirkung von Metformin als Anti-Aging-Medikament überprüft werden soll. Auf die Ergebnisse dürfen wir gespannt sein.

Auch wenn dieser Stoff Sensationelles verspricht, so handelt es sich um ein Medikament, dessen Einsatz nur nach einer strengen Diagnosestellung sinnvoll ist. Metformin hat Nebenwirkungen (u. a. Magen-Darm-Beschwerden) und ist rezeptpflichtig. Es sollte nur von erfahrenen Ärzten und Therapeuten verschrieben werden.

Trotzdem sind wir gespannt auf mehr positive Ergebnisse zu diesem Thema.

SOUL-CARE

Tryptophan für die gute Laune

Das Glückshormon Serotonin wird zu 95 Prozent im Darm gebildet, nur der Rest im Gehirn. Bei der Herstellung kann über die Nahrung nachgeholfen werden, denn für die Synthese von Serotonin braucht es vor allem die Aminosäure L-Tryptophan.

Höhere Mengen finden sich in Fisch, Fleisch, Sojabohnen, Weizenkleie, Erdnüssen und Erbsen. Wichtig sind auch Vitamine und Mineralien, die für die Umwandlung benötigt werden.

Dazu gehören die Vitamine B3 und B6, Magnesium und Zink. Ernähren Sie sich darmfreundlich mit ausreichend Probiotika und Präbiotika (mehr dazu ab Seite 40), dann sind die Ausgangsstoffe für Serotonin ausreichend vorhanden. Ihr Darm dürfte Sie dann glücklich machen.

Eine Portion Glück:

- Avocado
- Nüsse
- Weizenkeime, Amaranth, Hirse, Hafer, Quinoa
- Sonnenblumenkerne
- Sesam
- Sojabohnen
- Kichererbsen
- Bananen, Datteln, Feigen (alles gerne getrocknet, ohne Zuckerzusatz)

GLÜCKSSMOOTHIE
Das Super Tonic für Hormonbalance

— ½ Avocado
— Ingwer (eine daumengroße Scheibe)
— ein etwa 3 cm langes Stück frische Kurkuma
— Saft einer Zitrone
— eine Tasse frischen Babyspinat
— ein TL MCT-Öl
— 250 ml gefiltertes Wasser
— eine Prise Pfeffer

Alles in den Mixer geben, wer es dickflüssiger mag, gibt 1 TL Chiasamen oder 1 EL veganes Eiweißpulver dazu. Wer es kalt mag, mit Eiswürfeln servieren.

Als rezeptfreies Supplement gibt es L-Tryptophan als 5-HTP aus der afrikanischen Schwarzbohne Griffonia simplicifolia. Als natürliche Quelle für 5-HTP ist sie die direkte Vorstufe des Botenstoffes Serotonin. Niedrige Serotoninwerte stehen im Zusammenhang mit Depressionen und anderen Gemütsstörungen. Es ist stimmungsaufhellend und wird zur Therapie von Schlaflosigkeit, depressiven Verstimmungen und Angststörungen eingesetzt. Tryptophan verstärkt außerdem das Sättigungsgefühl und reduziert den Heißhunger auf Süßes.

Die empfohlene Dosis liegt bei 100 bis 200 mg.

STREICHEL MICH – DIE BENEFITS EINER REGELMÄSSIGEN MASSAGE

Eine Massage ist mehr als nur Wohlfühl-Luxus, sie ist medizinisch ein Super-Power-Goodie, denn sie wirkt:

- stimmungsaufhellend, stimmungsstabilisierend,
- setzt Oxytocin, das Wohlfühl- und Kuschelhormon, frei,
- erhöht den Dopaminspiegel und fördert daher Motivation und Durchhaltevermögen,
- triggert ein anderes Belohnungssystem, wenn man sich gerade seine nicht so netten Angewohnheiten wie Rauchen, Zucker, Social-Media-Sucht abgewöhnen will,
- erhöht den Serotoninspiegel (Glücksgefühle)
- und wirkt muskelentspannend und schmerzlindernd.

Wir empfehlen nach der Massage ein abendliches transdermales Magnesiumbad. Lassen Sie sich eine schöne Badewanne ein und geben ein bis zwei Tassen Bittersalz oder Magnesiumchlorid in das einlaufende Wasser. Wenn sich alles aufgelöst hat, genießen Sie 20 Minuten die entspannende Wirkung. Magnesium wird sehr gut über die Haut aufgenommen, das vertieft die Muskelentspannung, wirkt beruhigend und stabilisiert die Nerven.

Die Kraft der Routine

Täglich grüßt das Murmeltier: Mit täglich kleinen, auf den ersten Blick unscheinbaren oder unbedeutenden Veränderungen ist man auf einem sensationellen Weg. Denn wenn man gewisse Stellschrauben anders justiert, bringen die Verbesserungen langfristig überwältigende Ergebnisse. Man kann auch sagen, dass kleine Bemühungen oder winzige Optimierungen sich direkt positiv auswirken. Wie Dominosteine stimuliert eins das andere: Tauschen Sie ein paarmal in der Woche tierisches Protein durch pflanzliches aus, verändert dies Ihr Mikrobiom. Ein ausbalanciertes Mikrobiom unterstützt die Gewichtsabnahme. Sie fühlen sich besser, schöner, attraktiver. Depressive Verstimmungen bessern sich, Sie bekommen Lust, mehr Sport zu machen oder andere motivierende Dinge zu tun. Oder: Sie meditieren jeden Tag 10 Minuten. Sie werden stressresistenter und greifen seltener zu Süßem. Durch weniger Insulinspitzen sind Sie länger satt. Die Kilos purzeln, Sie fühlen sich wunderbar usw.

Wir raten dazu, nicht zu viele Baustellen gleichzeitig aufzumachen, auch wenn das verführerisch ist und man ganz klar alles auf einmal möchte. Ein Prozent Veränderung am Tag ist schon super. Beobachten Sie, was das bewirken und mit Ihnen anstellen kann. Was bewährt sich, was kann umgesetzt und beibehalten werden?

Nach acht Wochen verankern sich Rituale. Beispiel: jeden Morgen 15 Minuten meditieren oder kalt duschen. Jeden Tag als Snack 400 Gramm frisches Gemüse essen. Dinge vorbereiten oder planen fällt vor allem den sehr spontanen Menschen unter uns oft schwer. Eine gute Planung erleichtert aber ein Vorhaben ungemein. Wenn das Gemüse morgens schon vorbereitet in den Kühlschrank wandert, kann es schnell herausgeholt werden, wenn eine Pause ansteht. Da greift man nicht schneller zur Schokolade, weil man die Möhren erst noch schälen muss. Und, wie wir wissen, das stetige Wiederholen gleicher Abläufe führt zum Ausbau der Nervenbahnen. Schon bald ist ein Tag ohne Ihre tägliche Portion Gemüse unvorstellbar.

Halten Sie durch, erst wenn eine Verhaltensänderung nichts gebracht hat oder Sie dadurch nur noch schlechter drauf sind, brechen Sie den Versuch ab. Aber geben Sie sich diese Zeit.

WIE ICH MEIN VERHALTEN ÄNDERN KANN

Was ich ändern will:	Welche positiven Auswirkungen das hat:	Womit ich das ersetzen kann:	Wie ich das heute umsetzen will:
Medienkonsum reduzieren	stärker fokussiert sein	Meditationen Journaling	konsequente Auszeiten einlegen
weniger Selbstkritik	mehr Self-Care	Selbstliebe Akzeptanz	meiner Kritikerin einen Spitznamen geben
weniger sitzen	bessere Gesundheit, Muskelaufbau	Stehpult, Bewegung	die nicht sitzenden Einheiten als Termine in den Tag einbauen
nicht mehr jeden Abend ein Glas Wein	Freude und Entspannung	Bummel um den Block	Spaziergang

Atmen

Wie in den anderen Kapiteln auch, empfehlen wir vor den Yogaübungen das Atmen. Diese Atemübungen konzentrieren sich auf die Hormondrüsen.

Bhastrika

Der Bauch wird bei der Einatmung wie ein Blasebalg nach vorne gewölbt, bei der Ausatmung eingezogen. Am Anfang kommt man da ganz schön durcheinander. Kleiner Tipp: Es hilft, eine Hand auf den Bauch zu legen und gegen die Hand einzuatmen. Beim Ausatmen darf man ruhig wie ein Elefant tröten, dann spürt man den eigenen Atem am besten.

Mula Bandha

Es handelt sich um eine Übung aus der tibetischen Energielenkung, die das Wurzel-Chakra stärkt. Damit wird die Energie in die Beckenregion gelenkt: Beckenboden, Dammregion und Geschlechtsorgane, also Gebärmutter und Eierstöcke, werden angesprochen bzw. energetisch aufgeladen. Man zieht dabei die Beckenbodenmuskeln für fünf bis zehn Atemzüge zusammen. Dann entspannen und zehnmal wiederholen. Die Übung kann im Stehen, Sitzen oder Liegen – und ohne, dass es jemand bemerkt, wie in einer Konferenz – durchgeführt werden.

Hormonyoga

Beim Hormonyoga werden die Organe und Hormondrüsen durch die entsprechende Haltung und den Druck, der dadurch auf sie ausgeübt wird, bewegt, stärker durchblutet und direkt massiert. Wissenschaftlich nachgewiesen ist der jeweilige Anstieg des Hormonspiegels von Schilddrüse, Hypophyse, Nebennieren und Eierstöcken durch die direkte oder indirekte Stimulation. Yoga ist damit , neben allen anderen tollen Effekten, auch eine wunderbare Hormondrüsenmassage. Durch das Stimulieren des Energieflusses wird negative Energie abgeleitet und das System mit positiver Energie aufgefüllt. Die Verbindung von Atemtechniken und Bewegung wirkt Wunder. Verinnerlichen

Sie beim Wechselatmen: Mit dem Ausatmen lassen Sie alles Negative los, mit dem Einatmen bringen Sie alles Positive in Körper und Seele hinein.

Speziell beim Hormonyoga für die Wechseljahre wird die Energie auf körperlicher Ebene in die Energiebahnen und die anatomischen Strukturen der Eierstöcke gelenkt. Der Effekt ist ein guter Ausgleich gerade bei Schreibtischarbeit, bei der es durch die sitzende Körperhaltung zu einer Verkürzung der Muskulatur und eingeschränkten Beweglichkeit der unteren Bauchorgane kommen kann.

Beim Hormonyoga besonders wichtig sind die Übungsreihen, da nacheinander die wichtigsten Hormondrüsen aktiviert werden.

Unten eine Beispielreihe: Die erste Übung, der herabschauende Hund, aktiviert die Eierstöcke, die Schulterbrücke den Beckenboden und die Nebennieren.

Adho Mukha Svanasana – herabschauender Hund

Wie bei einem Liegestütz die Hände fest in die Matte pressen und den Po nach oben schieben. Dabei den Rücken lang ziehen. Die Fersen sanft nach hinten und unten 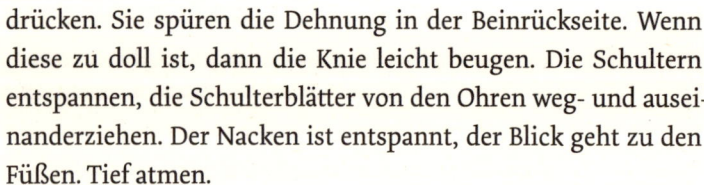 drücken. Sie spüren die Dehnung in der Beinrückseite. Wenn diese zu doll ist, dann die Knie leicht beugen. Die Schultern entspannen, die Schulterblätter von den Ohren weg- und auseinanderziehen. Der Nacken ist entspannt, der Blick geht zu den Füßen. Tief atmen.

Vilomasana – die Schulterbrücke

Legen Sie sich auf eine Yoga-
matte. Stellen Sie die Füße hüft-
weit nebeneinander, und win-
keln Sie Ihre Knie an. Die Arme liegen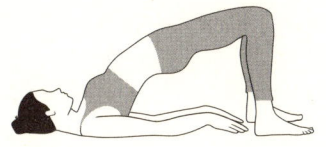
eng am Körper, mit den Fingerspitzen berühren Sie fast Ihre
Fersen. Langsam heben und senken Sie dann Ihre Hüfte sie-
benmal, dabei mit der Wirbelsäule eine Wellenbewegung aus-
führen: beim Einatmen die Hüfte anheben, aber die Taille auf
dem Boden lassen, dann die Taille heben und anschließend den
Oberkörper. Beim Ausatmen erst Oberkörper, dann die Taille,
dann die Hüfte senken. Führen Sie die Welle sorgfältig durch für
den tollen Effekt der Hormonproduktion aus den Nebennieren.
Wenn Sie die Hüfte das siebte Mal nach oben strecken, spannen
Sie den Beckenboden an, ziehen Sie den Bauchnabel nach innen,
und halten Sie diese Position für zehn wunderbare Sekunden.
Keinesfalls dabei das Atmen vergessen.

Metta-Meditation

Wir haben diese sehr alte buddhistische Meditation ausgewählt,
weil sich die Metta direkt an unser Herz wendet. Sie schafft positive Gefühle und regt einen wohlwollenden, liebevollen und gü-
tigen Umgang mit uns und anderen Menschen an.

Wählen Sie eine sitzende oder liegende Haltung, die ruhig
und entspannt ist und in der Sie 20 Minuten verweilen können.
Atmen Sie zehnmal tief ein und aus. Konzentrieren Sie sich
auf Ihr Herz, spüren Sie in Ihr Herz hinein. Lassen Sie Ihr Herz
Raum einnehmen. Spüren Sie in diesen Herzraum hinein, öffnen Sie ihn, lassen Sie Ihren Herzraum von Wärme und Licht
durchströmen, von Farben und angenehmen Düften. Öffnen Sie
ihn noch weiter.

Wenn Sie tief Kontakt zu Ihrer Herzregion aufgenommen haben, sprechen Sie die drei Affirmationen hintereinander laut oder in Gedanken einige Minuten lang. Es ist wichtig, dass Sie jeden dieser Sätze vollständig verinnerlichen. Sie können die Sätze auch variieren, es ist wichtig, dass diese für Sie passend sind und Sie sich mit Ihnen wohlfühlen.

Achten Sie auf Ihre Gefühle und Empfindungen. Was spüren Sie? Fällt es Ihnen leicht, die Sätze zu sagen, also Wünsche an sich selbst zu richten? Welche Widerstände spüren Sie? Haben die Sätze einen Rhythmus gefunden?

- Möge ich geborgen und geschützt sein
- Möge ich gesund und wohlbehalten sein
- Möge ich dankbar und verbunden sein

Überlegen Sie, welche Affirmationen am besten zu Ihrem aktuellen Lebensthema passen. Die positiven Gedanken werden sich auf Ihr nahes Umfeld übertragen, bei täglicher Übung auf einen noch größeren Radius.

Zusammenfassung

LESS tierisches Protein, BPA und Alkohol. Das wirkt einer Östrogendominanz und einem Progesteronmangel entgegen. Stattdessen Soul-Care durch DIM, Sirtfood, Dopaminfasten, Superfood Kurkuma. Dann noch Tryptophan für die gute Laune, Hormonyoga und Metta-Meditation, und der Power für Sie als Architektin Ihres Lebens steht nichts mehr im Weg.

Werden Sie zur Architektin Ihres Lebens

Wenn Sie Ihr Leben positiv verändern möchten, ist es wichtig, sich von vielen unbewussten Ablenkungen zu lösen und sich wieder auf das für Sie Wesentliche zu fokussieren. Das ist ein wichtiger Schritt zu tiefer Zufriedenheit und wird eine wertvolle Erfahrung sein.

Unser LESS-Gedanke: sich weniger verzetteln.

- Nehmen Sie weniger Einladungen an.
- Konzentrieren Sie sich auf die Freizeitaktivitäten, die Ihnen wirklich Freude machen.
- Planen Sie ausreichend Zeit für das Alleinsein ein.
- Wenn Sie ein Buch ausgelesen haben, lassen Sie einen Tag verstreichen, ehe es zum nächsten geht. Oder: Lesen Sie nicht mehrere Bücher gleichzeitig, sondern eines zu Ende.

Nach und nach wird sich der Fokus auf das richten, was in Ihrem Leben wesentlich ist. Oft können die Dinge nicht genossen werden, die wirklich Freude bereiten, weil ihnen nicht genug Raum gegeben wird. Vieles, das wir mit Muße und der nötigen Zeit erleben, verankert sich in unserem Gedächtnis und erfüllt uns mit Befriedigung. Dies können kleine Begebenheiten sein, ein intensives Gespräch mit einem der Kinder, das bewusste Betrachten von etwas Schönem (einem Bild in einer Ausstellung, die wir besuchen und ganz langsam ergründen).

Wenn man lernt, sich zu fokussieren, verschwindet das Gefühl, dass der Tag immer zu kurz ist. Sie selbst sind die Architektin jeder Sekunde Ihres Lebens!

Das ist auch der große, motivierende Gedanke, den wir Ihnen am Ende dieses Buches mit auf den Weg geben möchten:

Durch das leicht und praktisch umzusetzende medizinische Heilwissen in diesem Buch können Sie aktiv und selbstbestimmt Ihre Ressourcen wieder auffüllen, Krankheiten vorbeugen und Ihre Gesundheit auf lange Sicht selbst stärken.

Wir wünschen Ihnen ganz viel Energie, tolle Begegnungen – auch im Sinne der Self-Care – und natürlich Power für Ihre Gesundheit!

WEITER-FÜHRENDES

www. less-doctorsforbalance.de
  Ständig aktualisierte News, Infos und Blog über die Themen, die uns für Sie am Herzen liegen.

www. dr.esche-belke.de
  Website der Online-Praxis von Susanne Esche-Belke mit den Schwerpunkten Perimenopause/Menopause, Hashimoto-Thyreoiditis, Achtsamkeit/MBSR, Gewicht und Co., Allgemeinmedizin und funktionelle Medizin.

www. dr.kirschnerbrouns.de
  Website der Online-Praxis von Suzann Kirschner-Brouns mit den Schwerpunkten SelfCare/Selbstfürsorge, Hochsensibilität, Darmgesundheit, Ernährung.

www. nuechtern.berlin
  »Was trinke ich, wenn ich nicht trinke?« Das ist das Motto eines Berliner Start-ups, das jede Woche über Non-Spirituosen statt Hochprozentiges informiert – und wie man daran kommt.

www. xbyx.de
  Supplements speziell für Frauenbedürfnisse in der Perimenopause und in den Wechseljahren. Von einem reinen Frauenteam entwickelt, hierzulande hergestellt und online zu bestellen.

www.zirbelschlaf.de

Die Kraft der Natur nutzen für einen erholsamen Schlaf:
Das seltene Zirbenöl ist in Bioqualität in einem Gel gelöst.

www.dinahrodrigues.com

Die Seite der »Erfinderin« des Hormonyogas für Frauen in
den Wechseljahren, ach was, für alle Frauen jeden Alters!

www. foodpharmacyco.com

Wir lieben diesen schwedischen Foodblog, der sich um Nahrung für Gesundheit dreht. Mit Rezepten zu vielen Themen.
In englischer und schwedischer Sprache.

www.ifm.org/functional-medicine

Die internationale Website für funktionelle Medizin mit den
neuesten Studien auf diesem Gebiet. Leider nur auf Englisch.

www.madymorrison.com

Bei Mady finden Sie eine wunderbare Auswahl an Yogaein-
heiten ganz nach Bedarf und Zeitfenster. Von 11 Minuten für
den Schulter-Nacken-Bereich bis zum kraftvollen, energe-
tisierenden 60-Minuten-Flow findet sowohl die geübte als
auch die ungeübte Yogini die passende Bewegungsauszeit
für sich.

Besuchen Sie uns auch auf Instagram:
@lessdoctorsforbalance
@dreschebelke
@drkirschnerbrouns

REGISTER

Jede Frau kann diese Zeit der Veränderung gesund, energiegeladen und ausbalanciert erleben

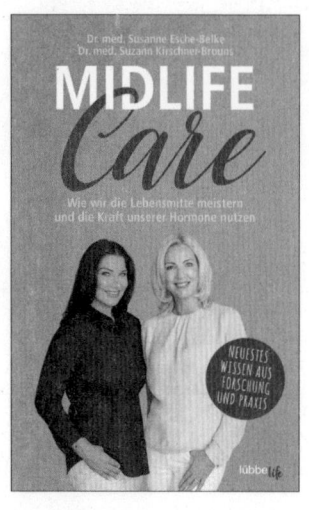

Susanne Esche-Belke / Suzann Kirschner-Brouns
MIDLIFE-CARE
Wie wir die Lebensmitte meistern und die Kraft unserer Hormone nutzen
DEU
352 Seiten
mit Abbildungen
ISBN 978-3-431-07000-2

Hormongesteuert? Klar! In der Lebensmitte bringen uns Östrogene, Progesteron und Co. ganz schön aus dem Takt – und viel zu oft wird dieses Ungleichgewicht nicht richtig diagnostiziert, geschweige denn behandelt. Dabei stellen sich Hormonveränderungen bereits mit Anfang 40 ein, wenn die Periode meist noch treue Begleiterin ist. In dieser Perimenopause können depressive Verstimmungen, Gewichtszunahme und andere Symptome das Leben schwer machen, und auch während der eigentlichen Menopause werden viele Frauen nur ungenügend begleitet. Doch die Autorinnen wissen: Es gibt wirksame Strategien, um diese Phasen gesund und glücklich zu gestalten.

Lübbe Life